GESUND HEIT!

DIE GESCHICHTE DER MEDIZIN VON FRÜHER BIS HEUTE

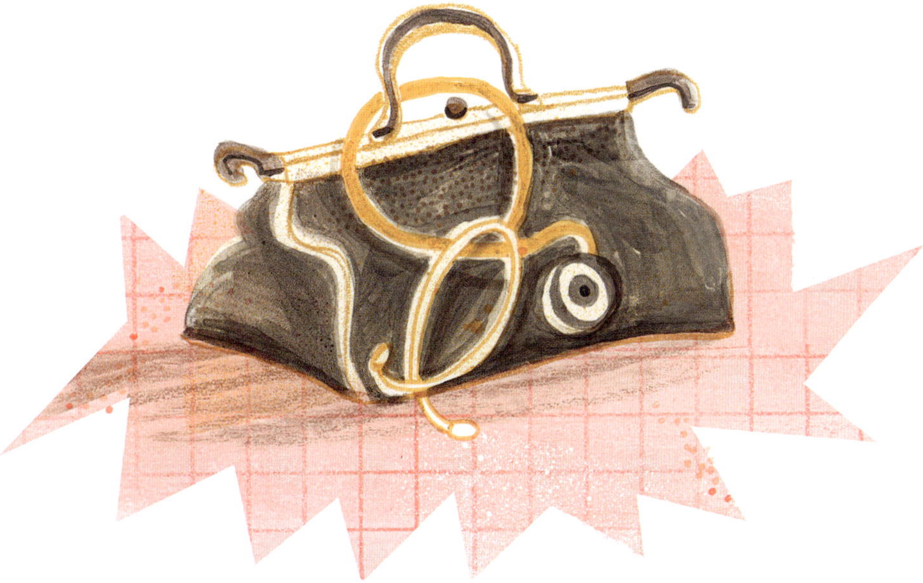

KNESEBECK

Illustrationen

Asia Gwis

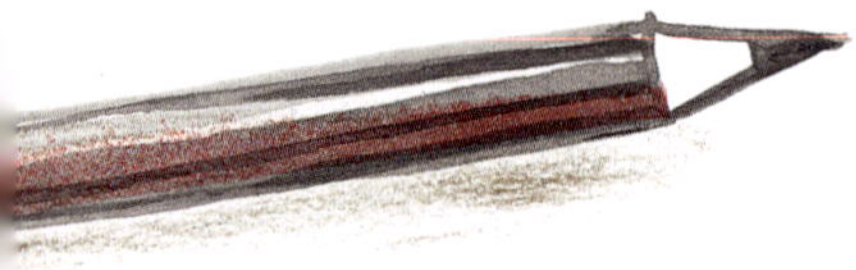

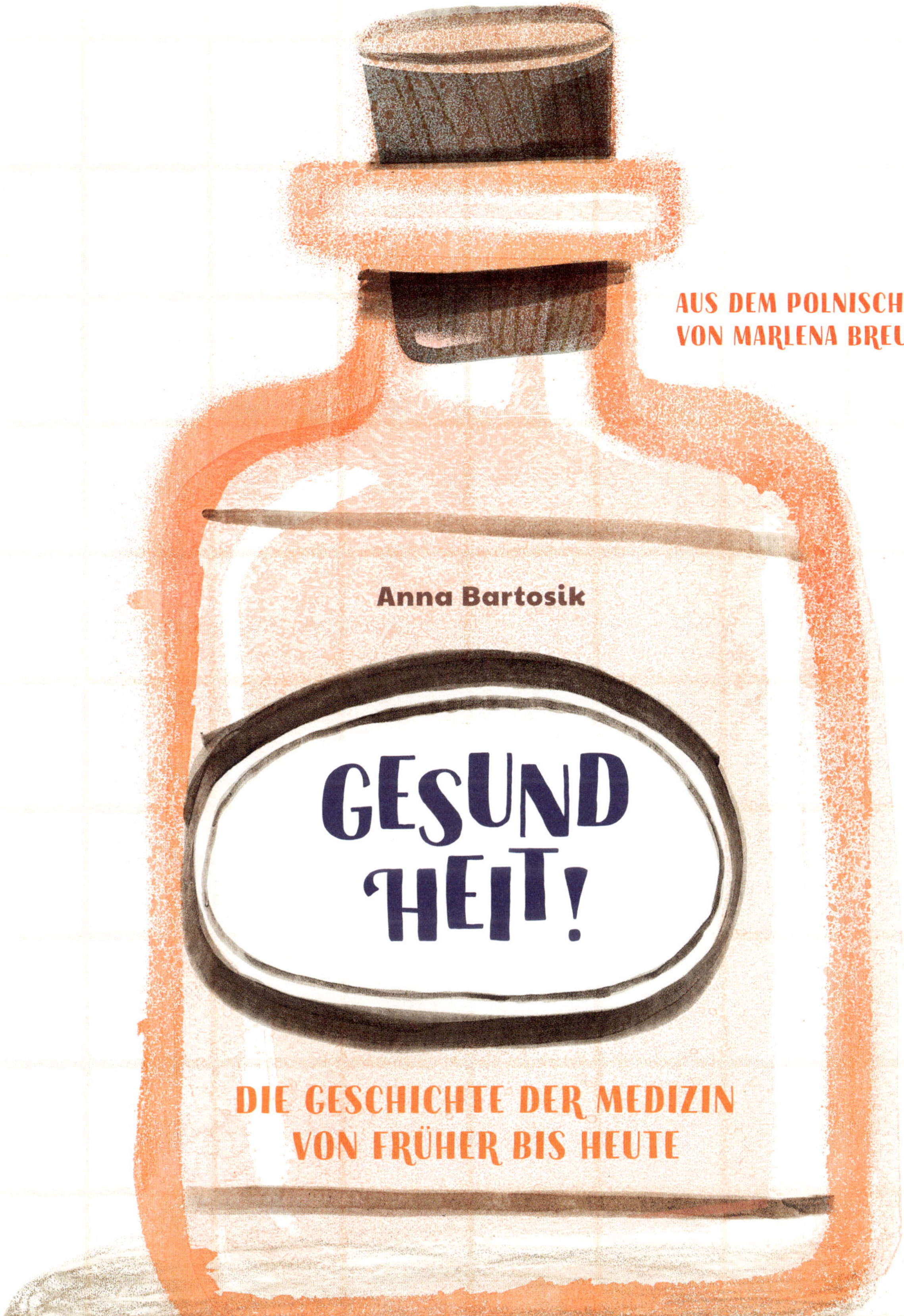

Aus dem Polnischen von Marlena Breuer

Anna Bartosik

Gesundheit!

Die Geschichte der Medizin von früher bis heute

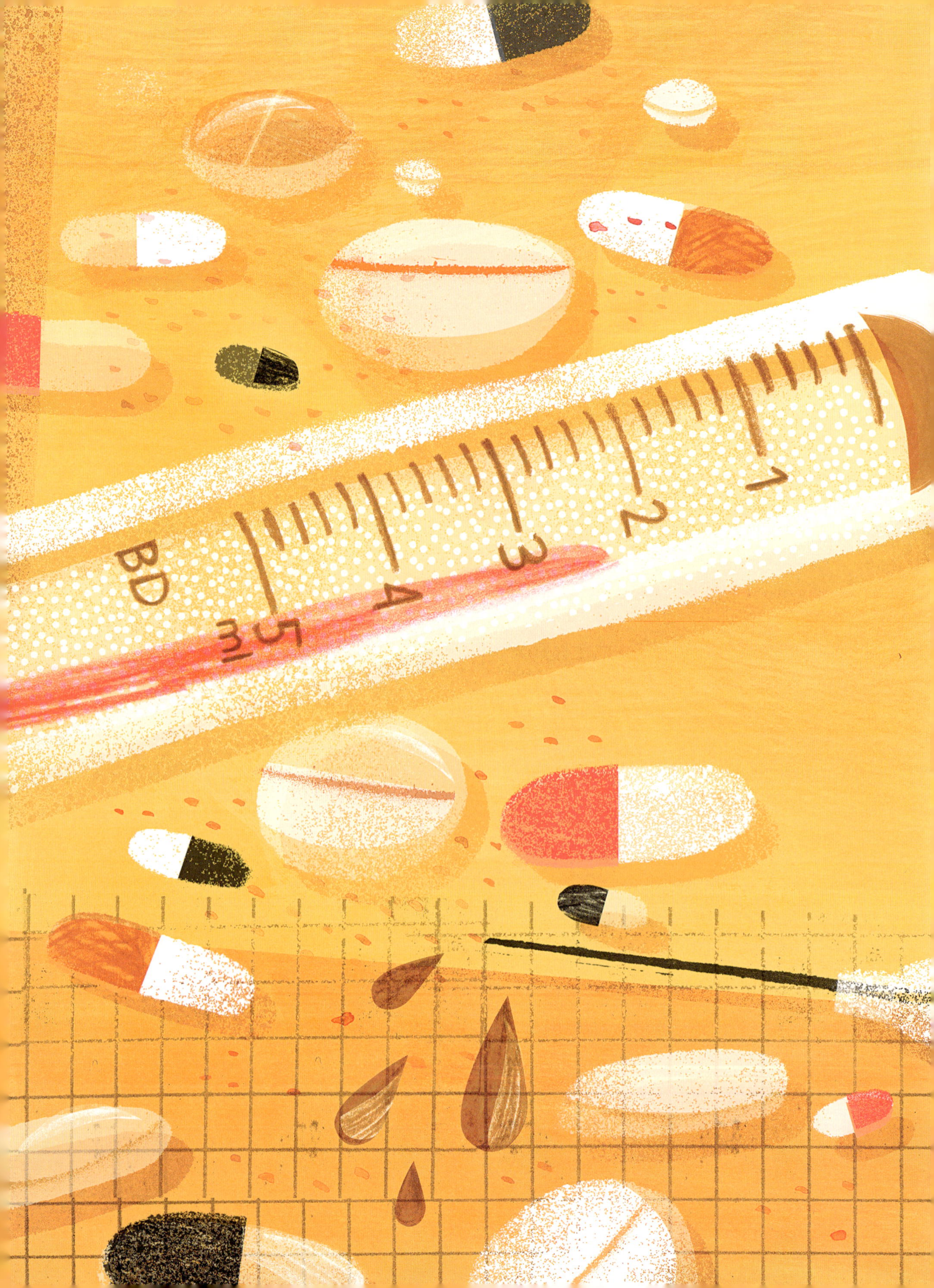
BD
1
2
3
4
5
ml

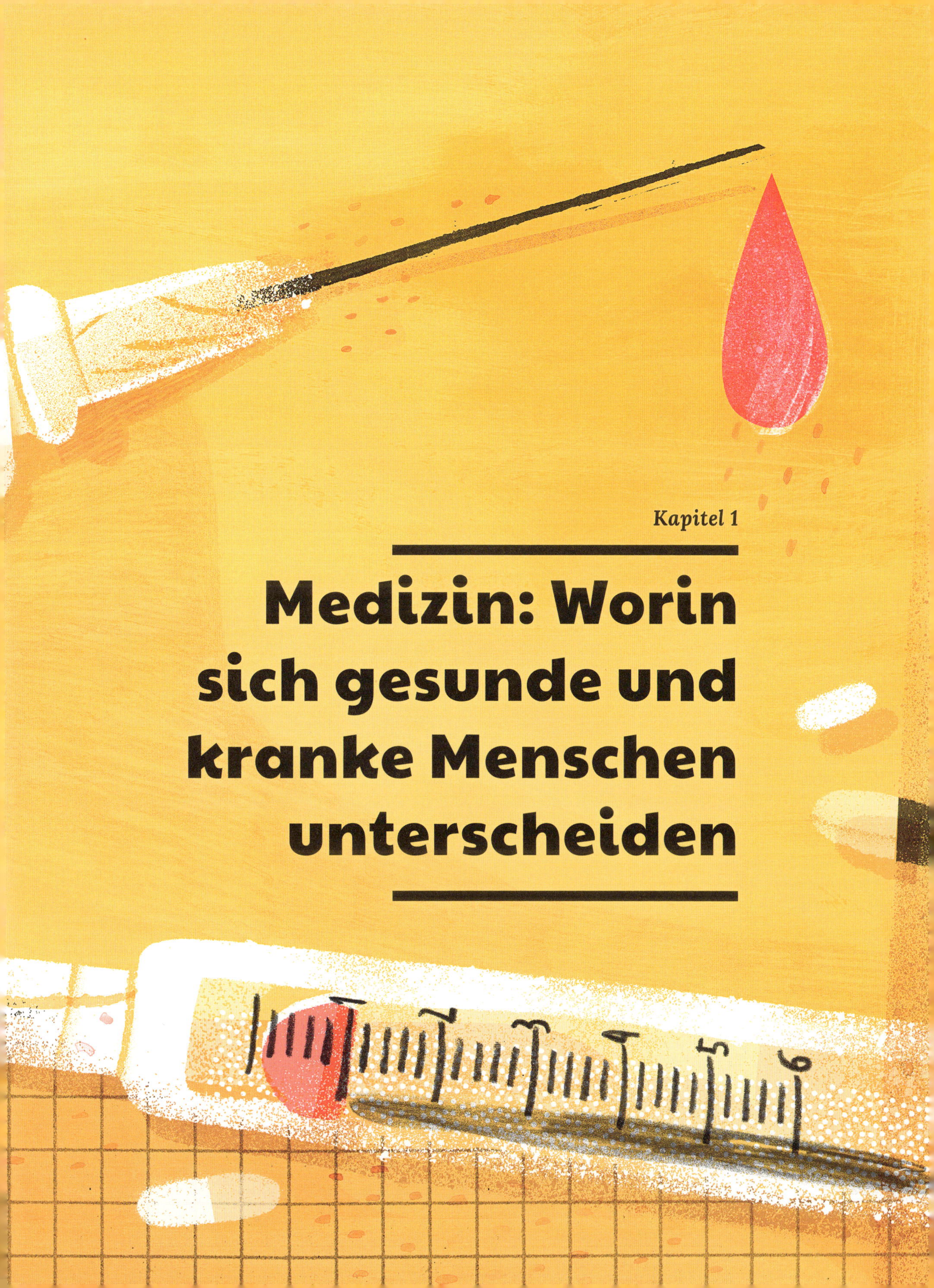

Kapitel 1

Medizin: Worin sich gesunde und kranke Menschen unterscheiden

Einleitung

Medizin gibt es, seit es Menschen gibt. Frühe Spuren finden sich in prähistorischen Höhlen und an den Wänden der ägyptischen Pyramiden. Menschen wurden schon immer krank und schon immer versuchten sie, ihre Leiden zu lindern. Arzneien und heilende Behandlungen wurden erstmals vor Tausenden von Jahren auf Papyrusrollen erwähnt, lange bevor Papier oder Druck erfunden waren. Archäologen fanden diese Schriften, die wir heute in Museen bewundern können, in den Tiefen der Pyramiden. In historischen Aufzeichnungen liest man, dass die Menschen als Erstes in der Pflanzenwelt nach Medizin für ihre Leiden suchten. Sie halfen sich mit

verschiedenen Kräutermixturen, die manchmal etwas merkwürdig zusammengesetzt waren. Auch wenn ihre Kenntnisse nach und nach wuchsen, erfolgte der große Durchbruch in der Medizin erst im 20. Jahrhundert.

In der Entwicklung der Medizin sind wir heute schon richtig weit. In den vielen Krankenhäusern der Welt werden täglich Transplantationen der Leber, Lunge und des Herzens durchgeführt. Kranke, die noch vor 100 Jahren hätten sterben müssen, werden heute dank wirksamer Behandlungen wieder gesund. Krankheiten, an denen früher viele Menschen sowohl in kleinen Dörfern als auch in großen Städten starben, können heute mit Mitteln behandelt werden, deren Werbung man aus dem Fernsehen kennt. Man bekommt sie ganz einfach in Apotheken. Aber viele medizinische Rätsel sind noch ungelöst. Wir leiden noch immer an Krankheiten, deren Ursachen wir nicht kennen und für die es bis heute keine Heilmittel gibt – sie gehören zu den größten Herausforderungen der modernen Medizin.

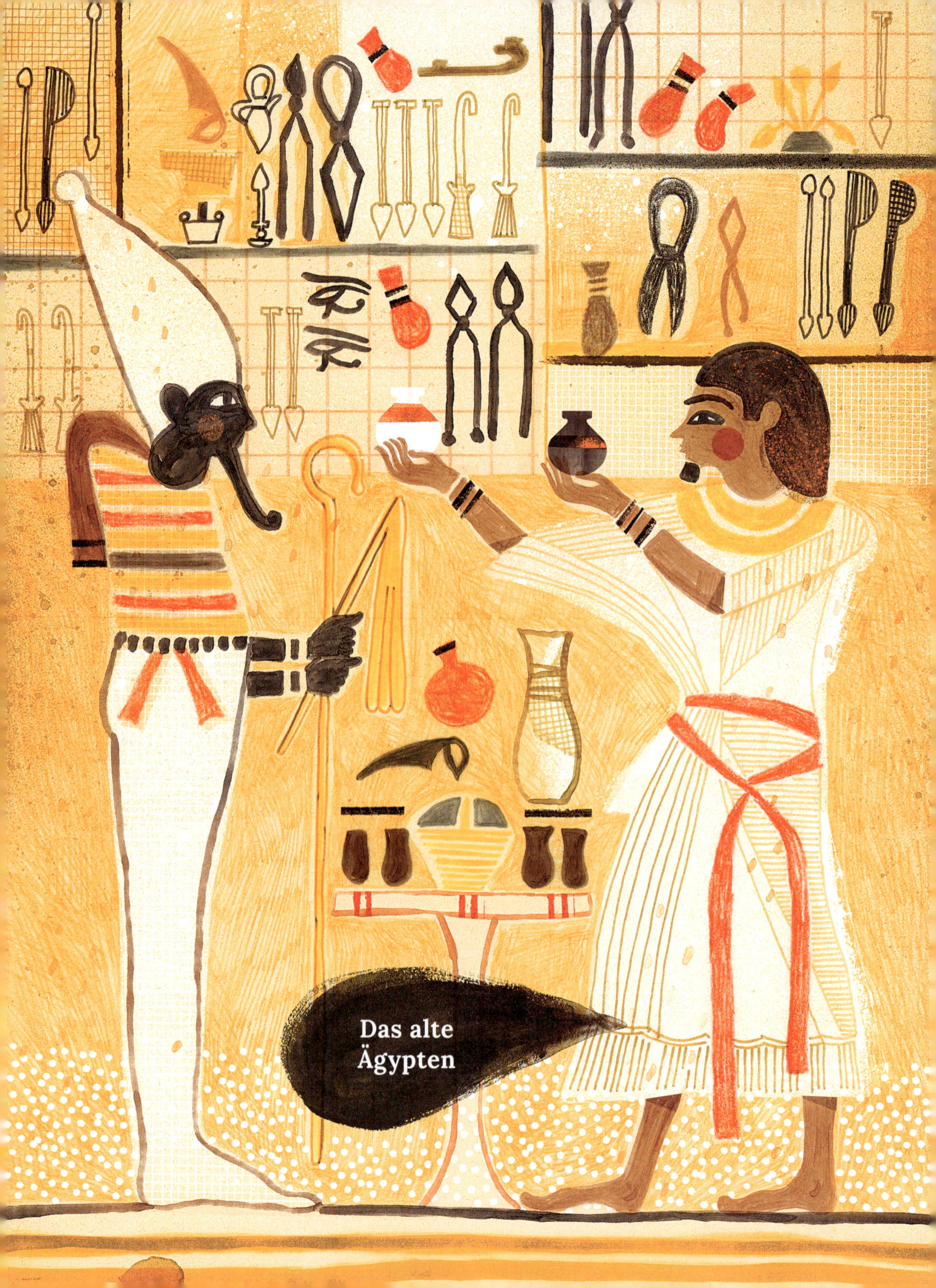

Das alte Ägypten

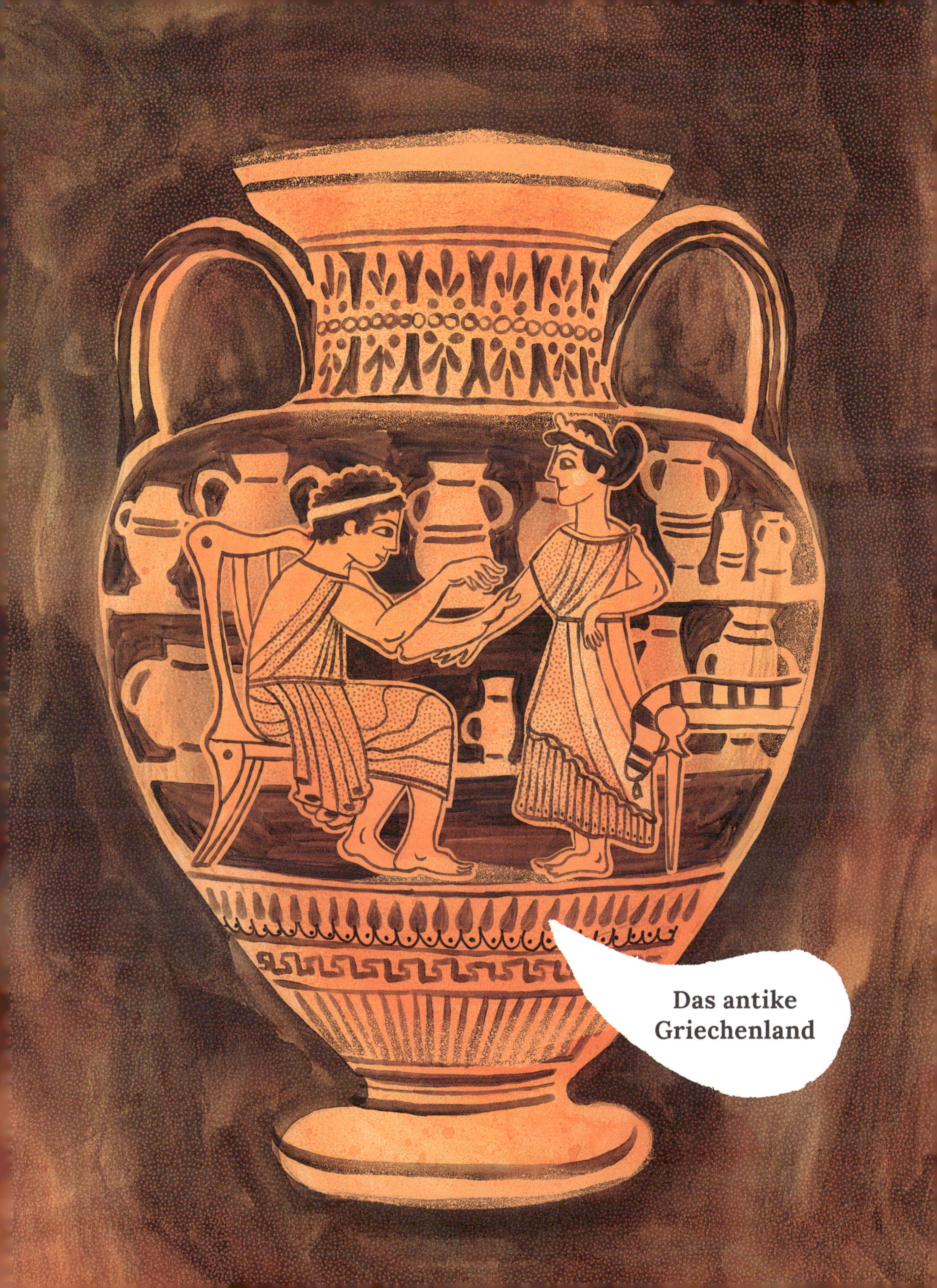
Das antike
Griechenland

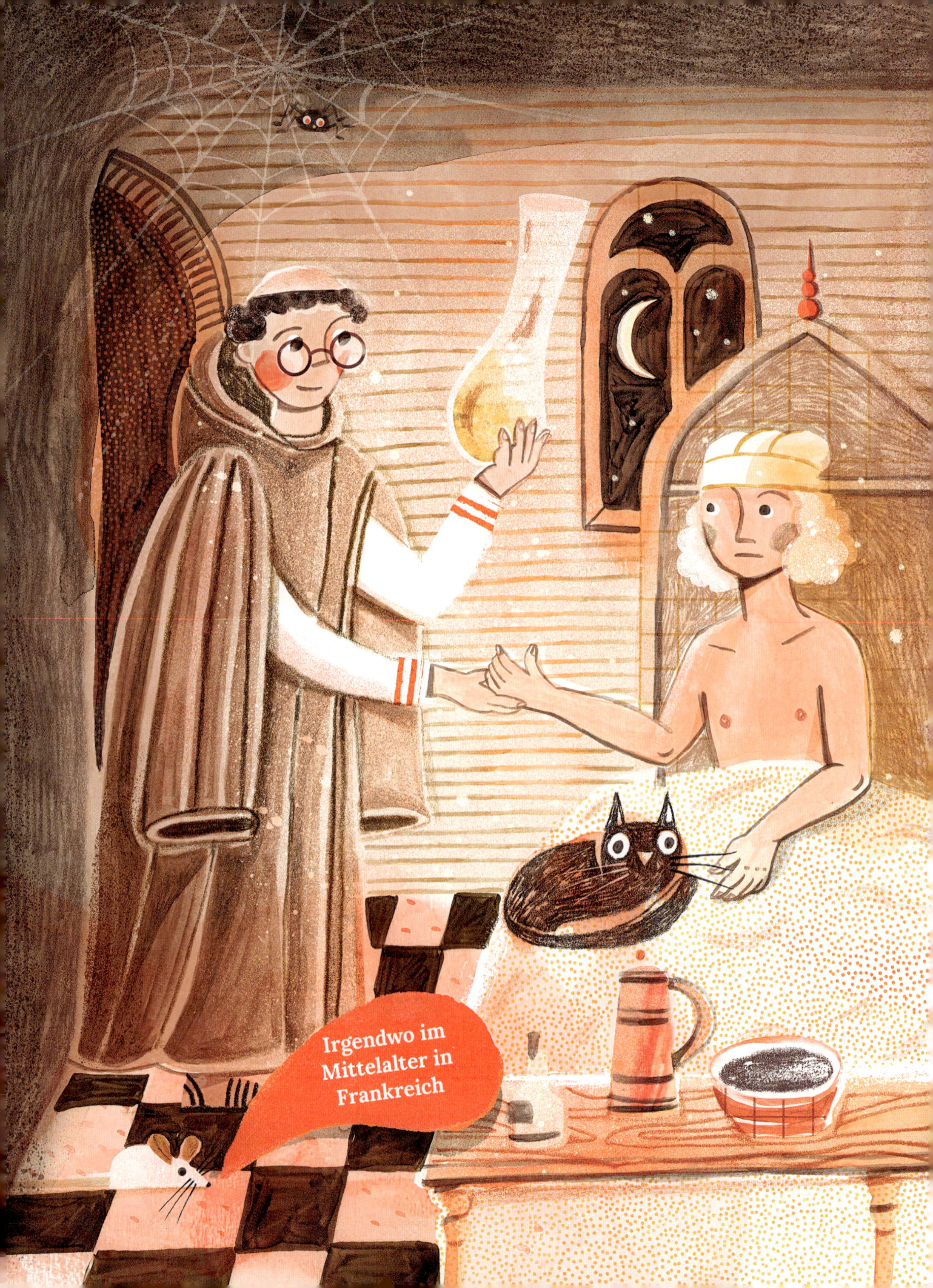
Irgendwo im
Mittelalter in
Frankreich

Biologie, Chemie und Physik unterstützen die Entwicklung der Medizin

Die Geschichte der Medizin ist mit den Fortschritten anderer wissenschaftlicher Disziplinen wie der Chemie, der Biologie und der Physik verbunden. Jahrhundertelang konnten sie nur Adelige, Reiche oder Mönche studieren. Deshalb gab es eher selten große wissenschaftliche Durchbrüche. Und da es auch noch keine schnellen Kommunikationsmittel wie Fernsehen oder Internet gab, erfuhren erst nur wenige Menschen davon. Einige Forschende erzielten spektakuläre Erfolge, andere wurden erst nach ihrem Tod anerkannt und fristeten ihr Leben in Armut. In bestimmten Epochen entwickelte sich die Medizin schneller als in anderen. Ihre Geschichte ist auch die Geschichte der Verbreitung von Krankheiten, Epidemien und spektakulären Heilungen. Hunderte Patientinnen und Patienten ließen ihr Leben, weil die Behandelnden aus Unwissenheit oder mangelnder Praxis Fehler machten. Durch diese konnte man jedoch Kenntnisse für die Behandlung ähnlicher Fälle gewinnen – und tut das immer noch. Jeden Tag kämpfen Ärztinnen und Ärzte auf der ganzen Welt um das Leben kranker Menschen, führen wegweisende Operationen durch oder setzen Medikamente ein, deren Wirkung man nicht vollständig kennt.

Ohne die Fortschritte in der **Biologie** könnte man die Ursachen vieler Krankheiten und die Wirkungsweise von Medikamenten nicht verstehen. Besondere Rollen spielen die **Zytologie,** die Wissenschaft von den kleinsten Elementen des menschlichen Körpers (den Zellen und ihrem Innern), und die **Molekularbiologie,** die die Struktur und Funktion der Grundmoleküle erforscht, die auf Zellebene an den Lebensprozessen beteiligt sind. Es war im Rahmen der Biologie, in dem zum Beispiel die Funktionsweise des Immunsystems beschrieben wurde, das im Kampf gegen Krankheiten eine sehr wichtige Rolle spielt.

Die Erkenntnisse in der **Physik** haben die Entwicklung von Untersuchungsmethoden möglich gemacht, die heute von vielen Ärztinnen und Ärzten verwendet werden, wie Röntgen, EKG und Computertomografie.

Im Rahmen der **Chemie** wiederum wurden Methoden zur Herstellung von Arzneimitteln erarbeitet. Dank der Entwicklung der **Radiochemie** konnte die Strahlentherapie zur Behandlung von Krebs entwickelt werden.

In den folgenden Kapiteln werdet ihr mehr über einige dieser Erfindungen und Entdeckungen lesen.

Krankheiten und ihre Ursachen

Ein Mensch kann sagen, dass er **gesund** ist, wenn alle Elemente seines Körpers richtig funktionieren. Die Fachleute der Weltgesundheitsorganisation (WHO) betonen, dass die Gesundheit im weiteren Sinne nicht nur von unserem körperlichen, sondern auch von unserem geistigen und sozialen Wohlbefinden abhängt. **Krankheit** hingegen ist ein Zustand, in dem das Gleichgewicht in unserem Körper oder mit unserer Umwelt gestört ist. Im Alltag verbinden wir Krankheit am häufigsten mit einer Erkältung oder einer Grippe. Wir können uns damit in der Schule, in der Arbeit oder im Bus anstecken. Meist reicht es aus, sich einige Tage zu Hause auszuruhen und einfache Medikamente einzunehmen. Allerdings solltet ihr eine Grippe nicht auf die leichte Schulter nehmen, denn unbehandelt kann sie Komplikationen verursachen. Auch wenn die **Infektion** harmlos erscheint, ist es besser, einen Arzt oder eine Ärztin aufzusuchen.

DIE GRIPPE

Die Grippe ist eine durch Viren verursachte Infektionskrankheit. Sie wird durch Tröpfchen übertragen, das heißt durch Nasen- und Mundsekret, das beim Niesen und Husten freigesetzt wird. Sie unterscheidet sich von einer Erkältung vor allem durch hohes Fieber und mögliche Komplikationen wie eine Lungenentzündung. Hin und wieder gab es in der Geschichte Grippeepidemien. Von einer EPIDEMIE sprechen wir, wenn viele Menschen in einem bestimmten Gebiet dieselbe Krankheit bekommen. Wenn ein Phänomen gleichzeitig an verschiedenen Orten der Welt auftritt, handelt es sich um eine PANDEMIE. Die letzte Grippepandemie brach 1918 aus. Sie wurde umgangssprachlich als „Spanische Grippe" bezeichnet, weil sie sich angeblich in Spanien entwickelt hat – das stimmt aber nicht. Etwa 500 MILLIONEN MENSCHEN erkrankten (damals etwa ein Viertel aller Bewohner der Erde) und nach Schätzungen starben 50 bis 100 Millionen. Warum steckten sich so viele Menschen mit dieser Grippe an? Das Virus war sehr ansteckend und äußerst gefährlich. Es verbreitete sich schnell unter der Bevölkerung, vor allem dort, wo man aufgrund des Ersten Weltkrieges unter Krankheiten und Hunger litt. Die heute verfügbaren Medikamente und Impfstoffe waren noch nicht entwickelt.

DNS

Die DNS oder Desoxyribonukleinsäure (aus dem Englischen: *desoxyribonucleic acid*, daher auch DNA) ist das wichtigste Molekül, das in fast allen Zellen des menschlichen Körpers vorhanden ist. Es besteht aus abwechselnd angeordneten „Buchstaben“: A, G, C und T, aus denen ganze Sätze oder „Gene“ gebildet werden. Die **GENE** sind für bestimmte Funktionen der Zellen und unser Aussehen verantwortlich. Die Augen- oder Haarfarbe, die Größe unserer Füße ...– all das ist in den Genen aufgeschrieben. Ebenso das Verdauen von Nahrung oder die Prozesse, die mit der Atmung oder dem Herzschlag zusammenhängen.

Manchmal werden Krankheiten durch schädliche Dinge in unserer Umwelt verursacht, wie Sonneneinstrahlung, Kälte, Luftverschmutzung oder Drogen wie Alkohol und Zigaretten. Manche Erkrankungen entwickeln sich langsam über viele Jahre und die Symptome sind zunächst harmlos. Das ist beispielsweise bei **Tumorerkrankungen** der Fall. Dann ist die Behandlung sehr kompliziert und oft langwierig. Krankheiten, die viele Jahre andauern, bezeichnen wir als chronisch. Über lange Zeiträume müssen dann Medikamente eingenommen oder eine bestimmte Ernährungsweise eingehalten werden, um möglichst uneingeschränkt leben zu können.

Manche Krankheiten begleiten den Menschen von Geburt an, wehalb wir sie **Erbkrankheiten** nennen. In jeder Zelle unseres Körpers steckt **DNS,** die quasi ein Rezept für das Aussehen und Verhalten unseres Körpers enthält. Die DNS-Forschung oder Genetik ist ein interessantes Wissenschaftsgebiet. Die DNS besteht aus „Buchstaben“ (Adenin [A], Guanin [G], Cytosin [C] und Thymin [T]) und ganzen „Sätzen“, die wir Gene nennen. Im DNS-Datensatz können Fehler auftreten, die Krankheiten verursachen. Die Veränderungen betreffen dann Gene, also DNS-Fragmente, die für bestimmte menschliche Eigenschaften wie Augenfarbe, Herzstruktur und Körpergröße verantwortlich sind. Derzeit werden manche Defekte, zum Beispiel in der Herzstruktur, noch vor der Geburt des Babys, also im Mutterleib, behandelt.

Manche Menschen werden mit einer Krankheit geboren. Das ist z.B. bei der Sichelzellenanämie der Fall, der häufigsten Blutkrankheit in Afrika. Ein sehr kleiner Unterschied (Mutation) in der DNS macht die roten Blutkörperchen sichelförmig statt scheibenförmig. Solche Zellen transportieren den Sauerstoff nicht so effektiv durch den Körper wie scheibenförmige Blutkörperchen. Vor allem zerfallen sie schnell, was zu Schwäche und Unwohlsein führt. Die Sichelzellenanämie ist ein Beispiel für eine **Erbkrankheit** (sie betrifft Menschen von Geburt an), eine **genetische** (verursacht durch eine Veränderung der DNS, also des Erbguts) und eine **chronische** Krankheit (sie ist unheilbar, man kann nur ihre Symptome lindern und den Alltag für die Patientinnen und Patienten angenehmer gestalten).

Viele Krankheiten sind aber auch **altersbedingt,** sodass Menschen sie erst in einem bestimmten Alter entwickeln. Bestimmte Krankheiten verbreiten sich beispielsweise vor allem bei Kindern, die noch nicht so immun sind wie Erwachsene und die sich leicht gegenseitig anstecken, wenn sich viele in der Schule, im Hort oder im Verein im selben Raum aufhalten. Später erlangen sie in der Regel lebenslange Immunität. Ältere Menschen können hingegen öfter andere Krankheiten bekommen, wie beispielsweise Alzheimer. Sie verursacht Probleme mit Gedächtnis, Sprache und logischem Denken.

Behandlungsmethoden

Eine gründliche Diagnose zu erstellen war früher schwierig, weil Hilfsmittel wie Thermometer oder Stethoskop fehlten. Es war auch nicht bekannt, wie man verschiedenen Krankheiten vorbeugen kann.

Seit der Antike stützte sich die Medizin auf die Wissenschaft der **Viersäftelehre** (Blut, Schleim, Galle und schwarze Galle, die – vorausgesetzt, sie füllten den menschlichen Körper im richtigen Verhältnis – den Menschen gesund hielten). Es wurde angenommen, dass eine Person krank wurde, wenn dieses Gleichgewicht aus irgendeinem Grund gestört war. Dagegen helfen sollte der **Aderlass,** wobei man versuchte, den Überschuss der wichtigsten dieser Flüssigkeiten, des Blutes, loszuwerden. Um Schleim, Galle oder schwarze Galle aus dem Körper zu entfernen, riefen Mediziner Erbrechen hervor oder verabreichten Medikamente, die sie häufiger urinieren ließen. Meist wurde beim Aderlass ein chirurgischer Schnitt in einer Vene vorgenommen, in Ausnahmefällen kamen Blutegel zum Einsatz, kleine Wassertiere, die Blut durch die Haut saugen. Es gab viele Aberglauben, die mit dem Aderlass verbunden waren. So sollte er zum Beispiel nur zu bestimmten Jahres- und Tageszeiten durchgeführt werden.

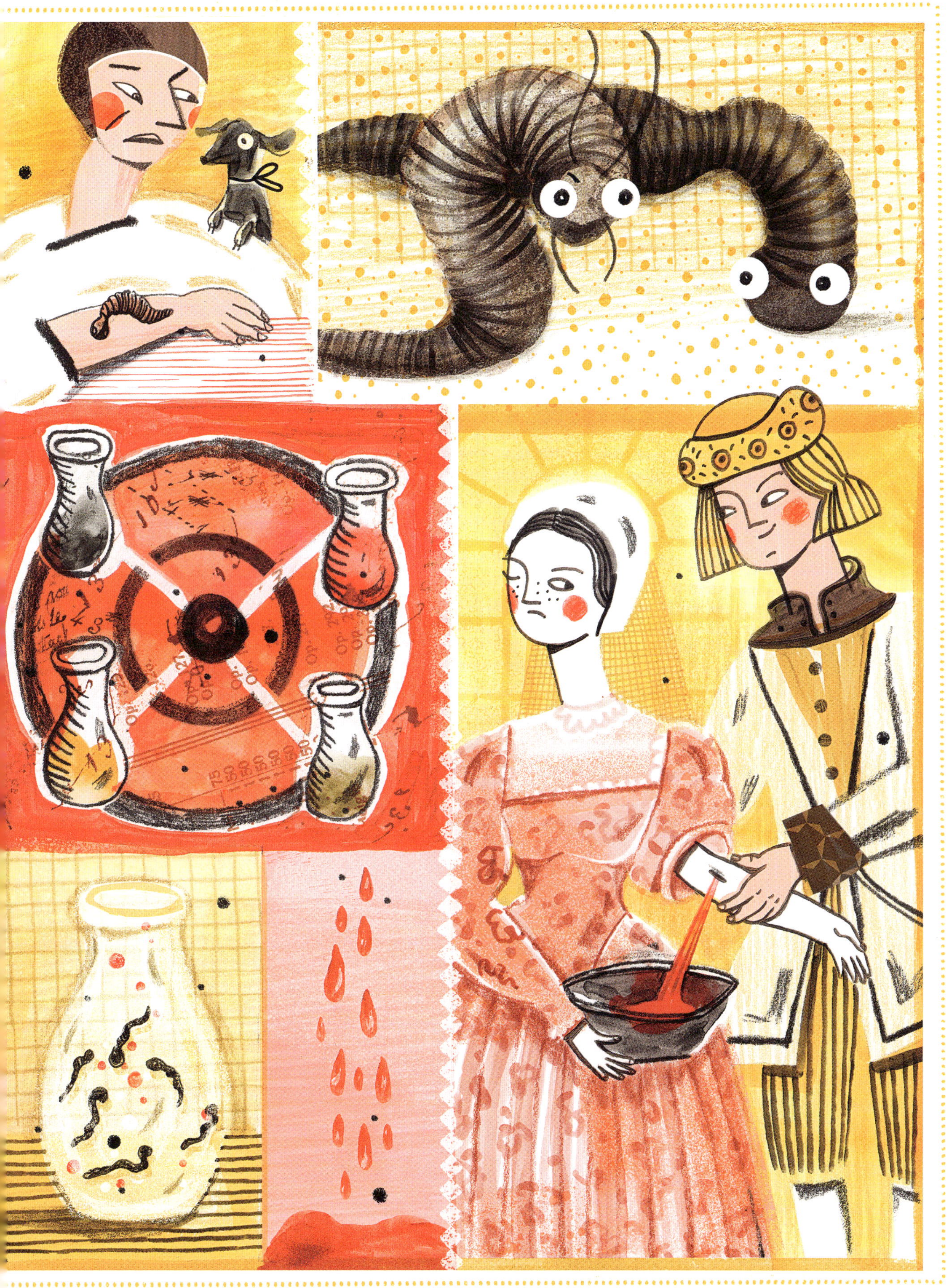

Weit verbreitet war die Meinung, dass es am besten sei, Kranke an einem klaren Tag morgens im Frühjahr zur Ader zu lassen. Da schon damals bekannt war, dass das Verfahren für den menschlichen Körper anstrengend war, wurde es nicht bei älteren Menschen, Kindern oder Schwangeren durchgeführt.

Heute wissen wir, dass der Aderlass schädlich ist, weil er zusätzliche Schwäche verursacht. Die Verwendung von Blutegeln in der Medizin ist nur auf begründete Fälle beschränkt – sowohl in Deutschland als auch in anderen Ländern. Diese Behandlung wird dort derzeit zur Behandlung von Krampfadern, Besenreisern, schlecht heilenden Wunden, Kopfschmerzen, Migräne, Gelenkschmerzen sowie bei Leber-, Nieren- und Herzerkrankungen, Rheuma, Ödemen und Hämatomen eingesetzt. In Deutschland werden solche Verfahren als alternative Medizin eingestuft und im Rahmen der Naturheilkunde durchgeführt. Diese alternative Medizin kann jedoch auch Risiken bergen, wenn kranke Menschen möglicherweise zu spät eine Ärztin oder einen Arzt aufsuchen. Der bloße Biss eines Blutegels schadet nicht, denn diese Tiere sondern betäubende Substanzen und Hirudin ab, das die Blutgerinnung verhindert.

Der Aderlass wirkt auf das Kreislauf- und Immunsystem. Er beeinflusst die Blutdruckregulation und unterstützt die geschwächte Immunabwehr des Organismus. Bei der Hirudotherapie werden ausschließlich medizinische Blutegel aus Sterilkulturen verwendet, die sicher sind, weil sie keine krankheitserregenden Bakterien oder Parasiten übertragen.

Eine wichtige Rolle im Leben unserer frühen Vorfahren spielte die **Ernährung.** Im Mittelalter ernährten sich die Menschen ganz anders als heute. Sie verzehrten viele fettige oder süße Speisen, die oft mit großen Mengen Alkohol heruntergespült wurden. Selbst die Kinder tranken Bier oder Wein, da nicht immer sauberes Wasser zur Verfügung stand. Ärzte empfahlen eine Diät mit einfachen Gerichten mit einer kleinen Menge Gewürze. Interessanterweise wurde Geflügel und Fisch zum Verzehr empfohlen, während von rohem Obst und Gemüse abgeraten wurde. Oftmals wurden die Menschen dazu ermutigt, mehrere Tage zu hungern oder zu fasten, um den Körper zu „reinigen". Man glaubte an die heilenden Eigenschaften einiger Getreidesorten, so sollte zum Beispiel Weizen helfen, die Haut gesund zu halten, und Gerste bekämpfte eine laufende Nase, Halsschmerzen und Fieber. Bei entzündlichen Erkrankungen wurden – wie heute – Zwiebeln oder Knoblauch empfohlen; man setzt sie auch bei Erkältungen im Herbst und Winter ein.

KNOBLAUCH

Die antibakterielle Wirkung von Knoblauch bewies im Jahr 1858 als erster Wissenschaftler der Begründer der Antibiotikatherapie, Louis Pasteur. Knoblauch wurde jedoch schon viel früher in der Volksheilkunde verwendet. Der Stoff, der für die wohltuenden Eigenschaften von Knoblauch und Zwiebeln verantwortlich ist, heißt ALLICIN. Das ist eine chemische Verbindung mit einem charakteristischen starken Geruch, den wir riechen, wenn wir Knoblauch oder Zwiebeln schneiden. Der Geruch soll die Pflanze in der Natur vor Schädlingen und Krankheiten schützen. Untersuchungen haben gezeigt, dass die Substanz Erkältungen vorbeugen kann, wenn sie in Dosen eingenommen wird, die zwanzigmal stärker sind als die Allicinkonzentration in einer Knoblauchzehe. Es ist schwierig, jemandem eine so hohe Dosis zu verabreichen, aber wenn wir erkältet sind, ist der Verzehr von Knoblauch oder Zwiebeln durchaus sinnvoll.

Ärztinnen und Ärzte betonten, wie wichtig ein **aktiver Lebensstil** sei, genau wie heute. Aktivitäten im Freien – Reiten und Wandern – wurden empfohlen, weil sie zu einem gesunden und erholsamen Schlaf beitrugen. **Heilbäder** sollten vor allem in heißen Quellen genommen werden. Reichere Menschen besuchten Kur- und Thermalbäder, die in Deutschland und generell in Westeuropa sehr beliebt waren (zum Beispiel in Überkingen, Baden-Baden, Rothenburg).

Heute wissen wir, dass es zur Heilung bestimmter Krankheiten nicht ausreicht, ein paar Tage zu Hause zu bleiben und ärztlich verschriebene Medikamente einzunehmen. Manchmal ist es notwendig, für einige Zeit ins **Krankenhaus** zu gehen, da einige Medikamente aus Gründen der Patientensicherheit nur dort verabreicht werden dürfen. Im Krankenhaus werden Eingriffe und oft auch **Operationen** durchgeführt. Dafür benötigt man verschiedene medizinische Hilfsmittel, die nicht einfach zu Hause eingesetzt werden können. Bei schwer zu behandelnden Erkrankungen braucht man auch die Hilfe mehrerer verschiedener Ärztinnen und Ärzte gleichzeitig. Gemeinsam entscheiden sie, wie den Kranken am besten geholfen werden kann, und jede und jeder von ihnen ist auf ein anderes medizinisches Gebiet spezialisiert.

Im Krankenhaus können außerdem viele **Laboruntersuchungen** gemacht werden, die Informationen über unseren Gesundheitszustand liefern wie z. B. Blut- und Urintests. Die Proben schickt man in Labors, in denen

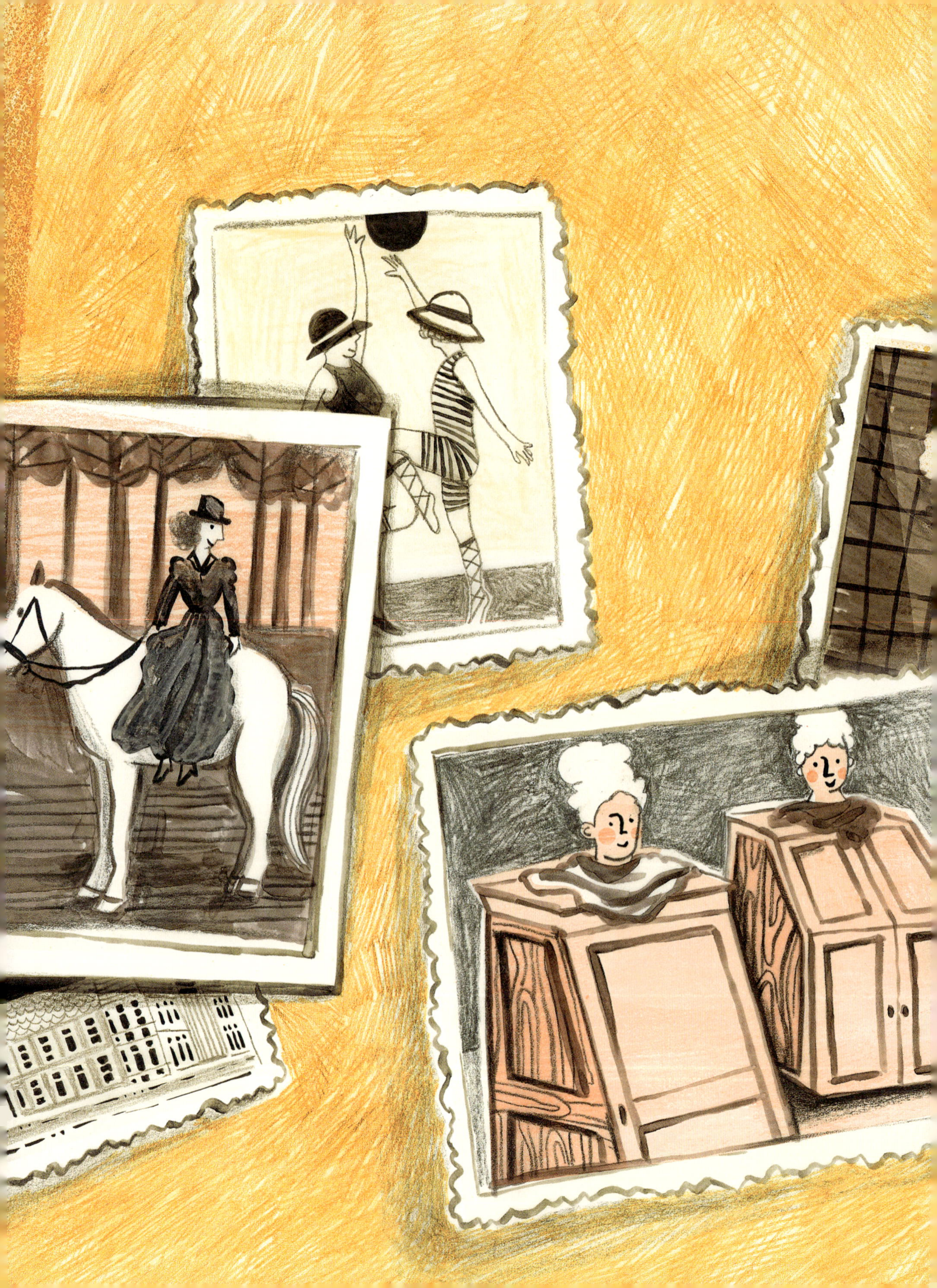

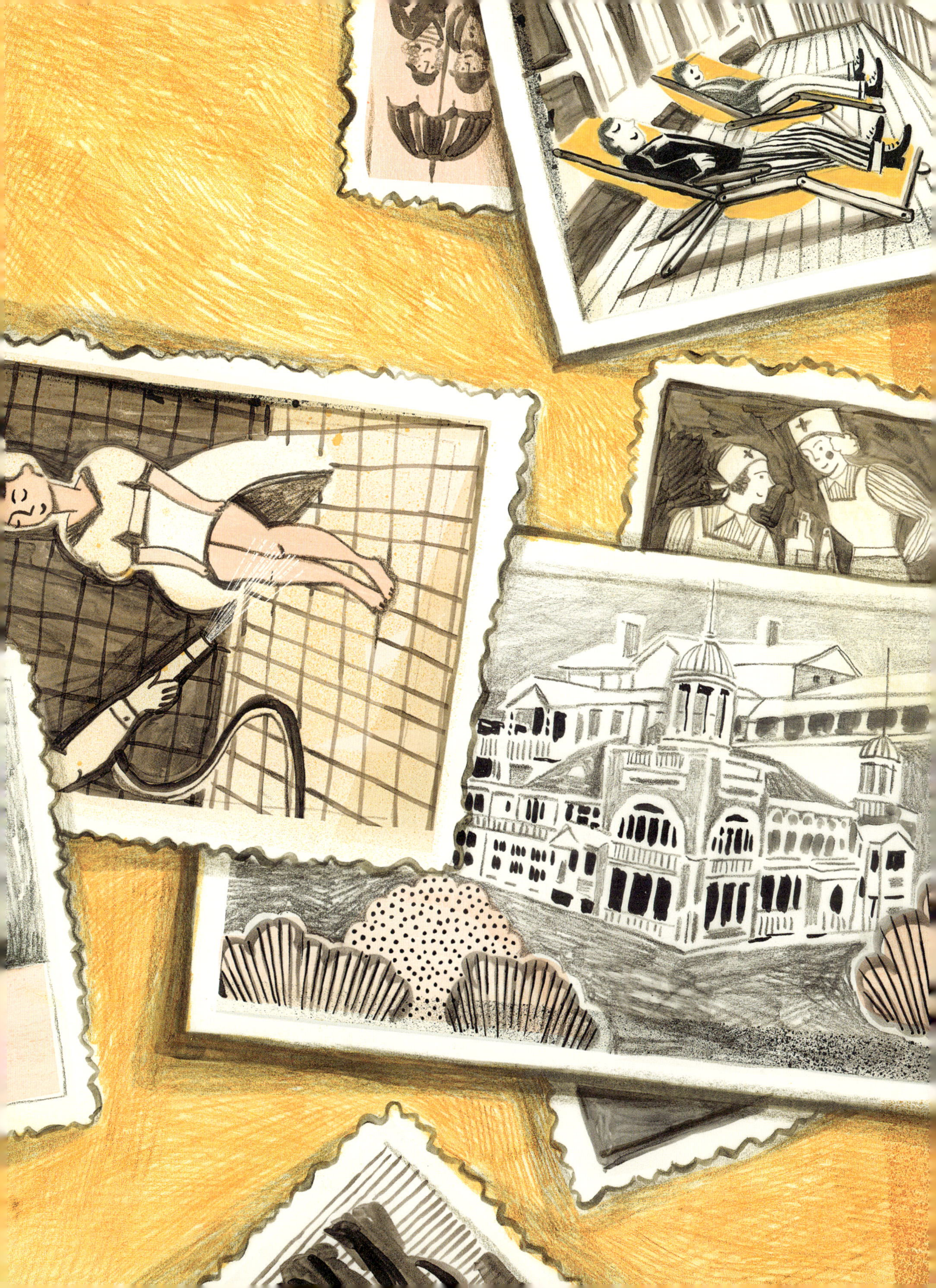

in der Labordiagnostik geschulte Personen mit ausgeklügelten Geräten Untersuchungen durchführen und Messwerte auslesen. Die Ergebnisse beurteilt dann eine Ärztin oder ein Arzt. Laboruntersuchungen werden nicht nur bei Krankheit, sondern auch **routinemäßig,** also regelmäßig, durchgeführt, um zu überprüfen, ob alles in Ordnung ist. So ist es möglich, eine Krankheit früh zu erkennen, sogar wenn die Person noch keine Beschwerden oder Symptome hat.

Die Welt der Medikamente – die Pharmazie

Auch die Fortschritte in der **Pharmazie,** also der Wissenschaft der Arzneimittelherstellung, begünstigten die Entwicklung in der Medizin. Viele Jahrhunderte lang nutzte man vor allem Kräuter. Einige davon verwenden wir bis heute, wie zum Beispiel Pfefferminzblätter gegen Magenschmerzen oder Zitronenmelisse zur Entspannung und für einen erholsamen Schlaf.

Weil die Wirkung von Medikamenten pflanzlichen Ursprungs seit Generationen bekannt war, wurden sie seit jeher gern eingesetzt. Die Benediktinerin **Hildegard von Bingen** lebte um die Wende vom 11. zum 12. Jahrhundert und erforschte die verschiedenen Substanzen. Sie schrieb das Werk ***Physica,*** das sich mit den heilenden und schädlichen Eigenschaften von Pflanzen und Mineralien befasst.

Zu den am häufigsten verwendeten Naturheilmitteln gehörten Brennnessel, Lavendel, Haselwurz, Kalmus, Holunder, Klette, Königskerze, Liebstöckel, Nelken, Wegerich, Majoran, Rosmarin, Melisse, Muskatnuss, Ackerminze und Eibisch. Sie wurden vor allem zur Behandlung von Erkältungen, Lebensmittelvergiftungen, Kopfschmerzen und zur besseren Wundheilung eingesetzt. Aus Pflanzen hergestellte Arzneimittel waren in verschiedenen Formen erhältlich: als Salben, Flüssigkeiten und Pulver. Einige wurden zu Mahlzeiten hinzugefügt, andere mit Alkohol gemischt.

Man griff auch zu tierischen Produkten. Mit einigen Salben aus tierischen Fetten behandelte man rheumatische Erkrankungen. In alten Büchern finden wir oft Rezepturen für Medikamente mit gemahlenen Hirschhörnern, denen man stärkende Eigenschaften zuschrieb. Schlangenhaut wurde ebenfalls besondere Eigenschaften zugeschrieben: Man glaubte, dass die von der von der Schlange abgeworfene Haut von schwangeren Frauen getragen werden sollte, damit die Geburt leichter wurde.

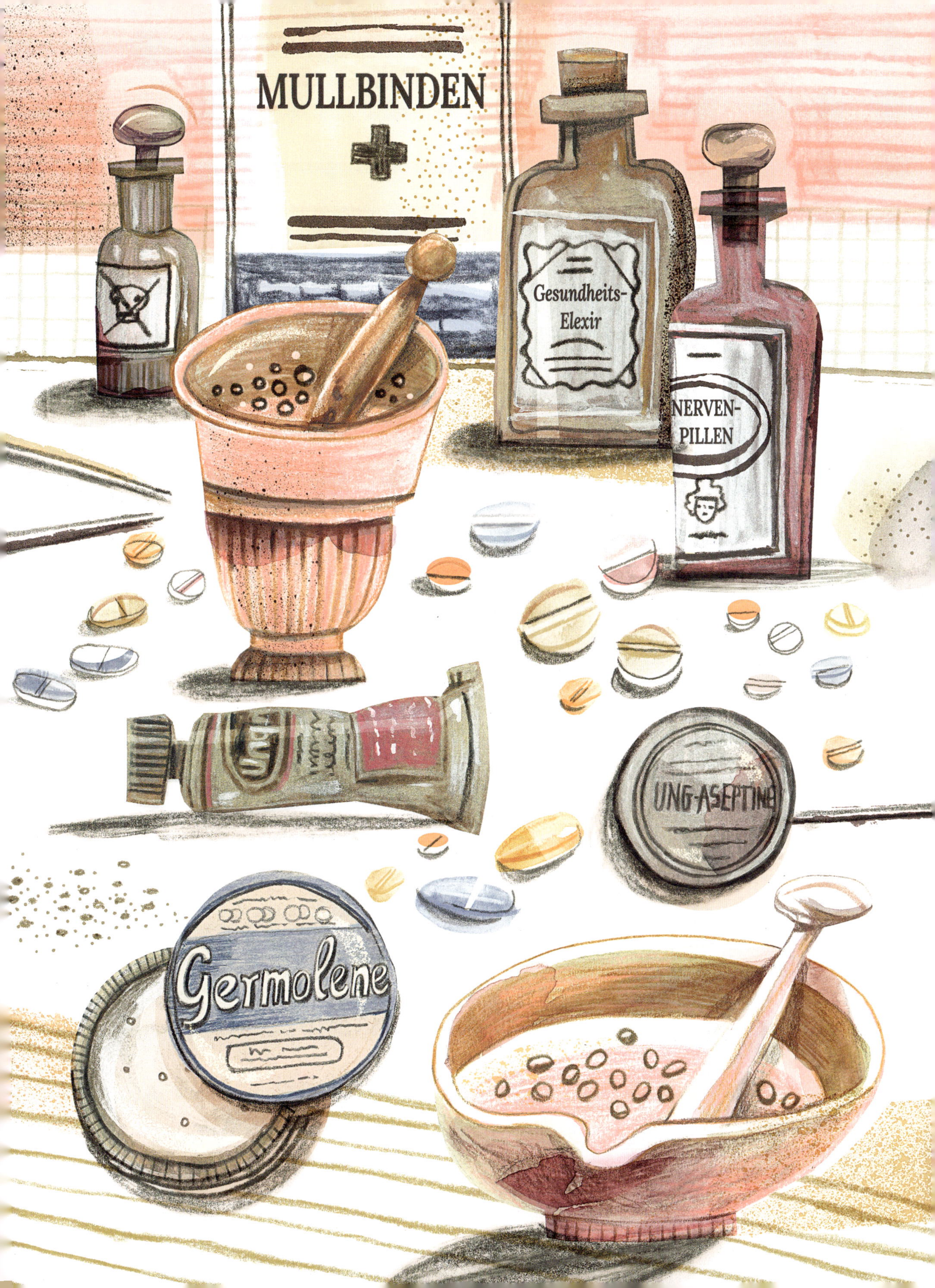
MULLBINDEN
Gesundheits-
Elexir
NERVEN-
PILLEN
UNG-ASEPTINE
Germolene

PARACELSUS

Phillippus Aureolus Theophrastus Bombastus von Hohenheim wurde am 10. November 1493 oder 1494 in Egg in der Schweiz geboren und starb am 24. September 1541 in Salzburg in Österreich. Nach langjährigem Studium an verschiedenen europäischen Universitäten wurde er Stadtarzt in Basel und Professor an der dortigen Universität. Er war hauptsächlich in der Pharmazie tätig. Wegen eines Streits mit seinen Kollegen und den Stadtbeamten musste er Basel verlassen und reiste viele Jahre durch Süddeutschland, Österreich und die Schweiz. Schließlich ließ er sich in Salzburg nieder, wo er in Armut starb.

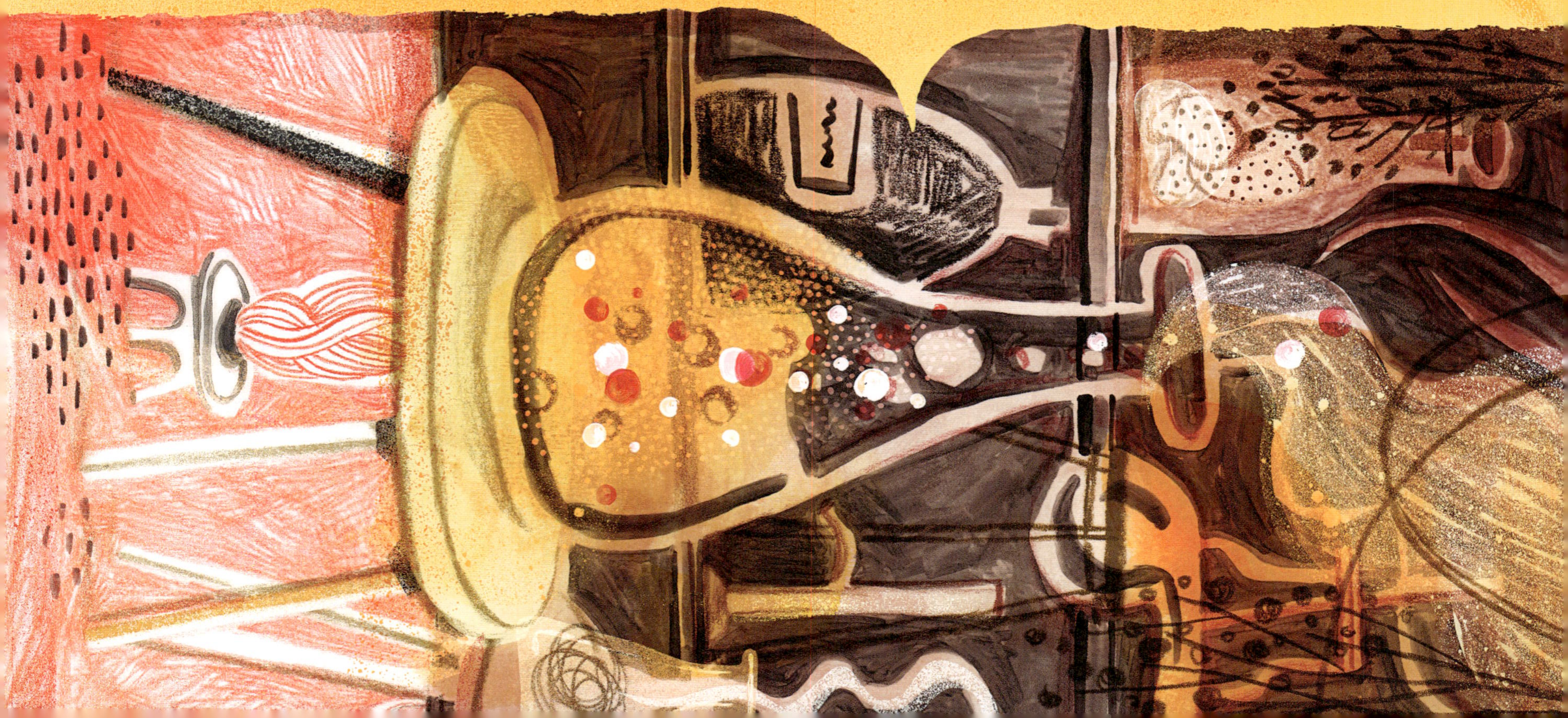

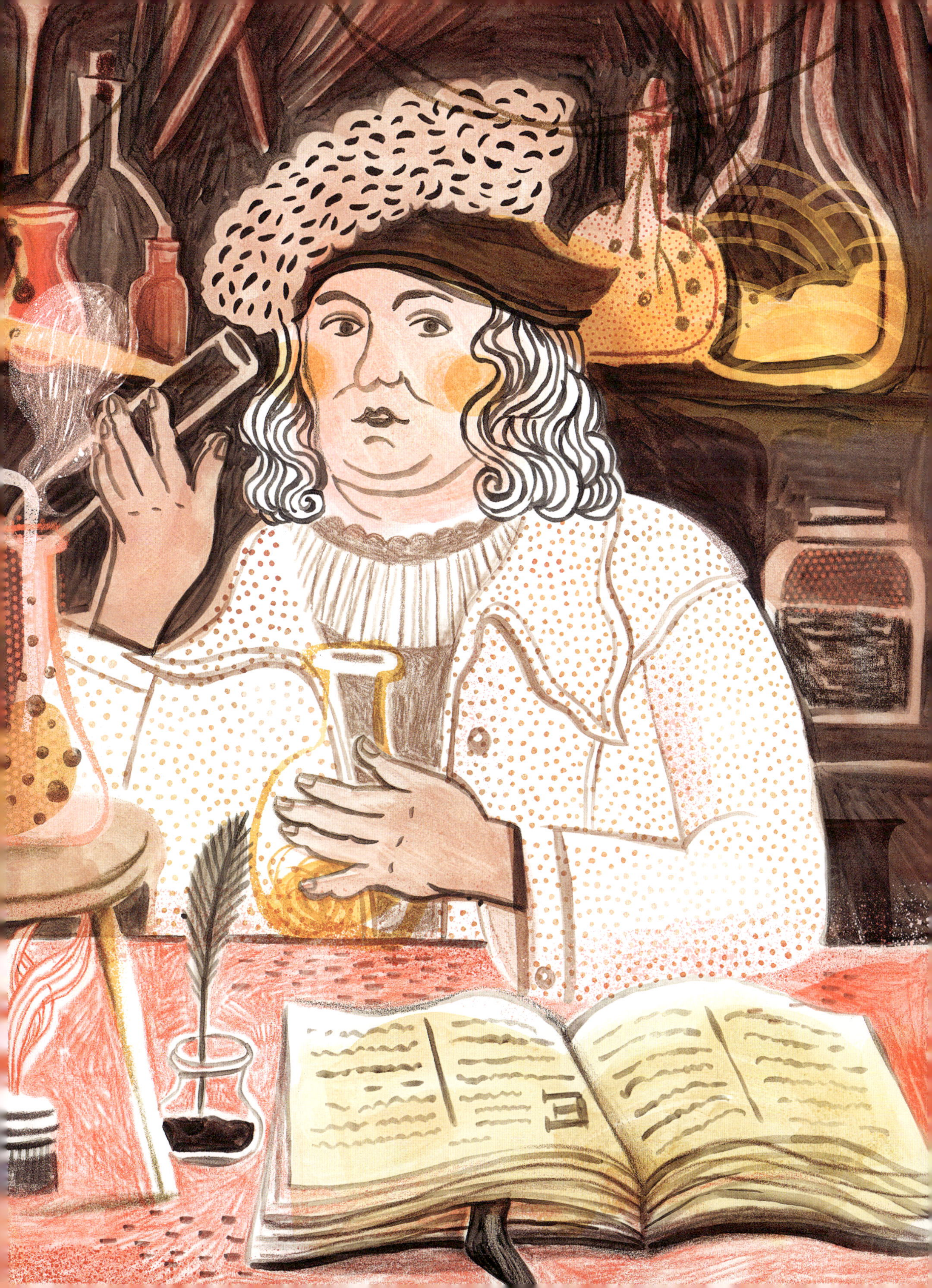

Der Schweizer Mediziner **Paracelsus** war in der ersten Hälfte des 16. Jahrhunderts tätig und revolutionierte die Pharmazie. Er experimentierte mit der Verwendung von Metallen, Chemikalien und Kräutern zur Herstellung von Medikamenten. Seiner Meinung nach hatten Pflanzen, die in Farbe oder Form Teilen des menschlichen Körpers ähnlich sehen, entsprechende heilende Eigenschaften. Zum Beispiel glaubte er, dass rote Pflanzen – wie Rote Bete – gut für das Blut waren und dass Mohnkapseln den Kopf heilten. Heute wissen wir, dass diese Theorie so nicht stimmt und dass weder die Farbe noch die Form einer Pflanze auf deren heilende Eigenschaften schließen lässt. In die Medizingeschichte ging Paracelsus mit der Aussage ein, dass die Dosis entscheide, ob eine Substanz giftig sei oder hilfreich. Im Rahmen eines Experiments verabreichte er Kranken immer größere Dosen von Medikamenten und beobachtete, wann Nebenwirkungen auftraten. Inzwischen ist wissenschaftlich erwiesen, dass ein Medikament je nach Dosis heilen oder tödlich sein kann.

Erst im 20. Jahrhundert gelang der große Durchbruch und es gab die ersten **Antibiotika,** also Medikamente, die Bakterien bekämpfen. Sie wurden zunächst aus Schimmelpilzen gewonnen; später lernten Wissenschaftler, sie in Labors chemisch herzustellen. Das erste derartige Medikament, das in großem Umfang verwendet wurde, war **Penizillin,** von dessen Entdeckung ihr in den folgenden Kapiteln lesen werdet. Derzeit gehören Pharmaunternehmen zu den reichsten der Welt. Große Unternehmen forschen an neuen Medikamenten, profitieren aber auch vom Verkauf seit Langem bekannter Medikamente und zahlreicher **Nahrungsergänzungsmittel** (Vitamine, Mineralien oder Nährstoffe, meist in Form von Tabletten).

Von der Erfindung eines neuen Medikaments in einem Labor bis zur Verfügbarkeit in der Apotheke vergehen oft viele Jahre. Um eine Substanz mit den entsprechenden Eigenschaften zu erhalten, müssen in der Regel viele ähnliche hergestellt werden, von denen dann nur eine für ein Medikament geeignet ist. Sie wird gründlich in Labors erforscht und später an Tieren getestet. Erfolge in diesen frühen Stadien können dazu führen, dass ein Medikament am Menschen getestet, also **klinisch erprobt** wird. Solche Tests werden in spezialisierten Zentren unter strenger ärztlicher und staatlicher Aufsicht durchgeführt, um das Wohl der Probandinnen und Probanden zu gewährleisten. Nur wenn die klinischen Studien erfolgreich sind, also zeigen, dass das Medikament wirkt und keine unerwünschten Nebenwirkungen verursacht, kann es in einem bestimmten Land registriert und auf dem Markt zugelassen, also in den Apotheken verkauft werden.

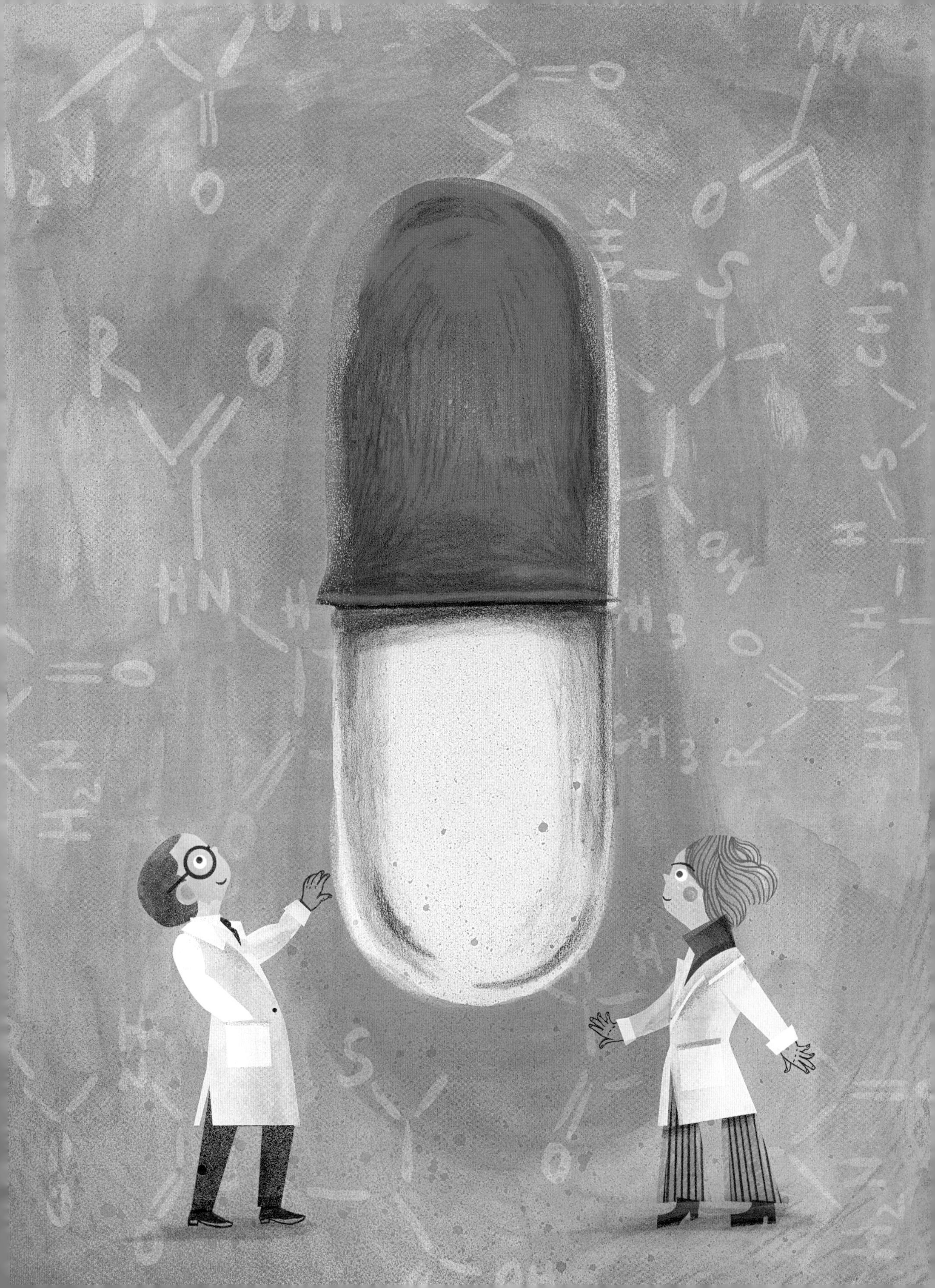

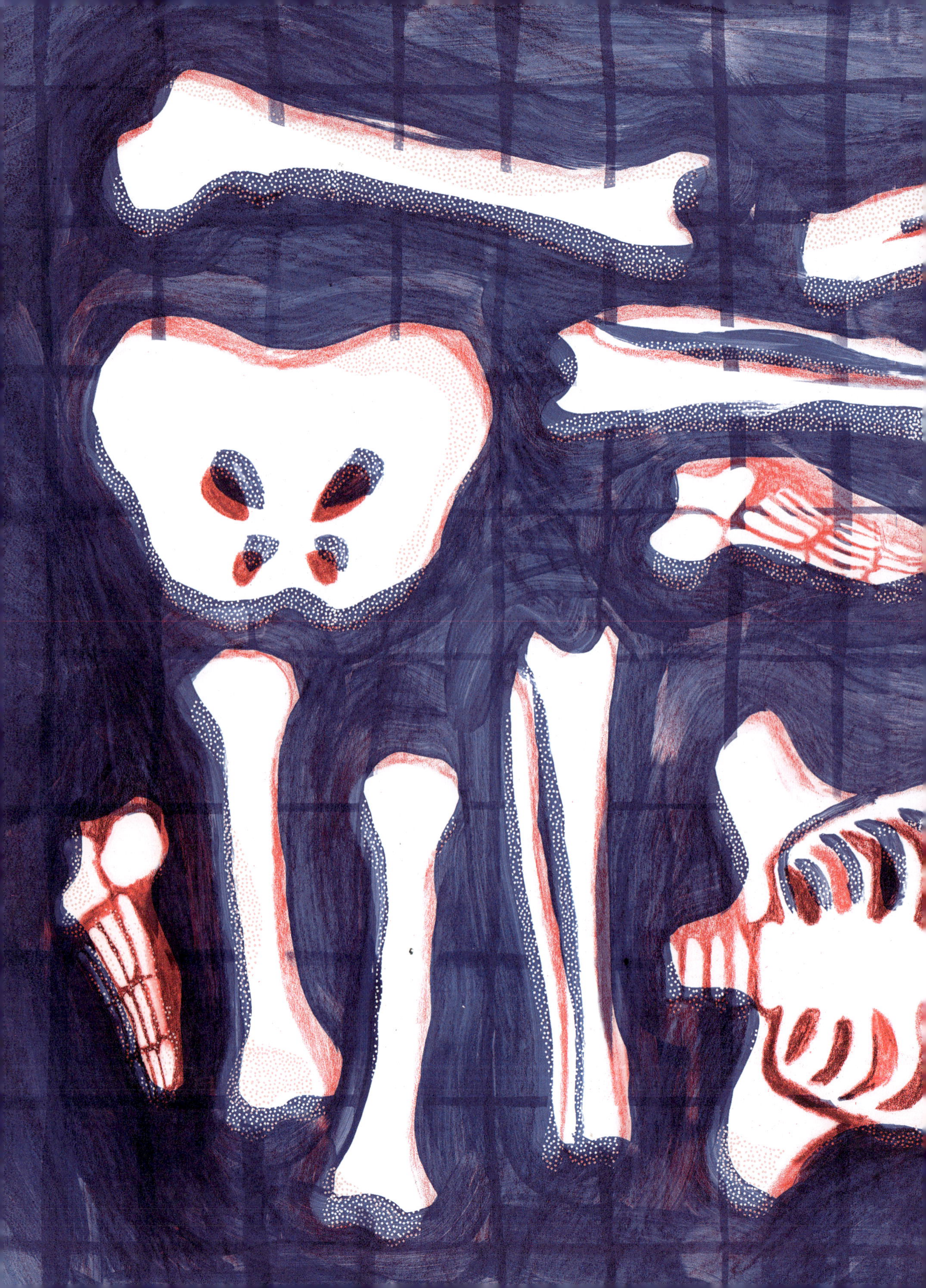

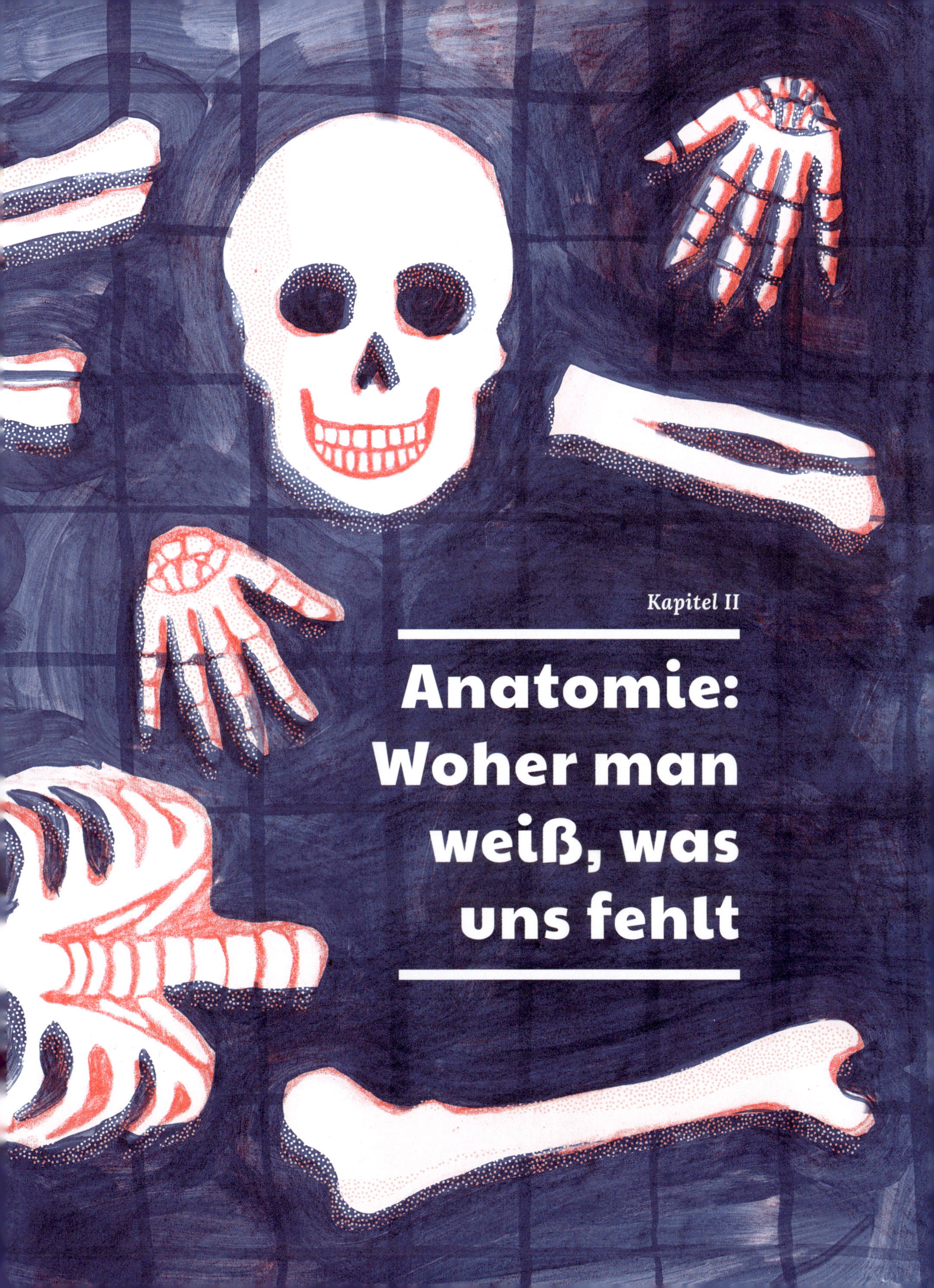

Kapitel II

Anatomie: Woher man weiß, was uns fehlt

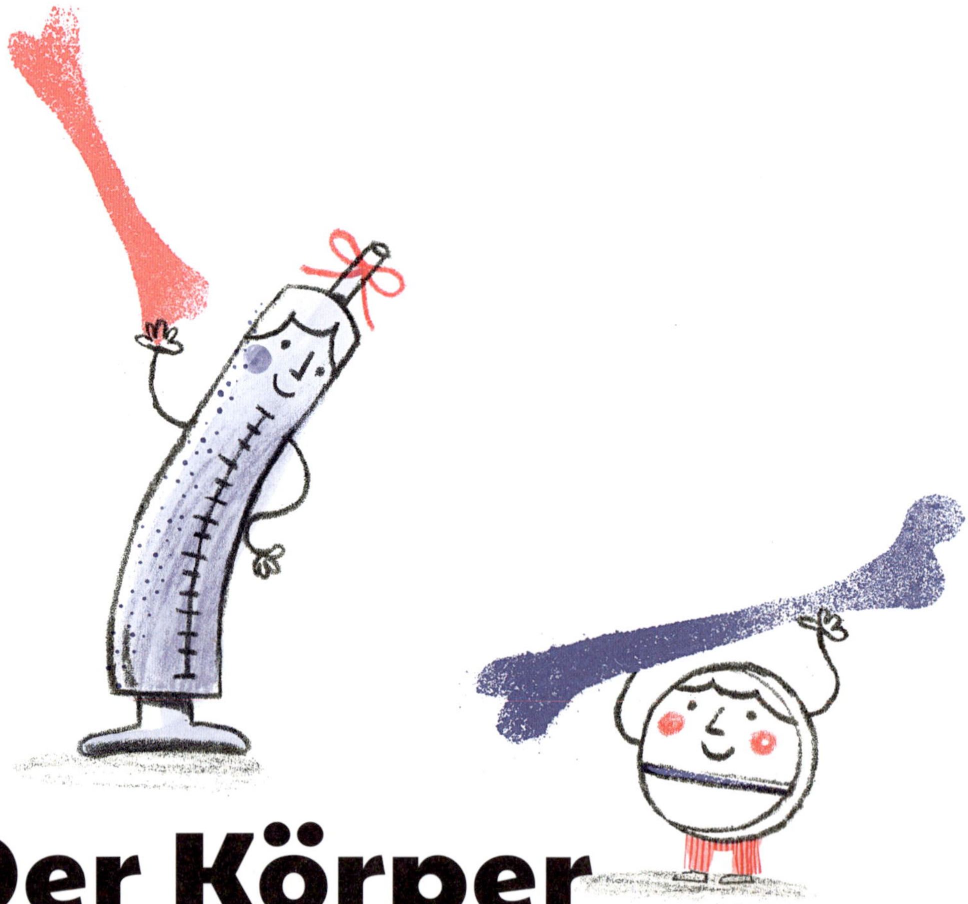

Der Körper

Der menschliche Körper besteht aus vielen Elementen, die zusammenwirken. Man kann den Organismus mit einer Kuckucksuhr aus dem Wohnzimmer der Großeltern vergleichen. Auch sie besteht aus vielen kleinen Teilen, die auf besondere Weise miteinander verbunden sind. Und nur diese Anordnung lässt den gesamten Mechanismus gut funktionieren. Ähnlich verhält es sich mit dem menschlichen Körper. Seine wichtigsten Elemente sind die inneren Organe, Knochen und Muskeln, die passend zueinander angeordnet sind. Die **Anatomie** ist die Wissenschaft, die sich mit dem Aufbau des menschlichen Körpers befasst und Grundlage eines jeden Medizinstudiums. Zurück zu unserem Vergleich: Wenn eine Kuckucksuhr kaputtgeht, muss man sie zu einem Uhrmacher bringen. Beim Menschen ist es ähnlich. Wenn wir krank werden, suchen wir ärztliche Hilfe und anhand der Symptome können die Ursache der Erkrankung erkannt und passende Untersuchungen und Behandlungen empfohlen werden.

Die Geschichte der Anatomie

Seit frühester Zeit haben die Menschen viel über ihren Körper gelernt, indem sie ihn einfach beobachteten. Schon an den Wänden der Höhlen, die von den ersten Vertretern der Gattung Homo sapiens (das ist der moderne Mensch) bewohnt wurden, fand man Abbildungen von Menschen oder Tieren. In einer der Höhlen wurde die Zeichnung eines Mammuts mit einem roten Fleck an der Stelle des Herzens entdeckt, der menschliche Körper blieb noch viele Jahrtausende lang ein Mysterium. Durch den Vergleich mit den bei der Jagd erlegten Tieren ahnten die Menschen nur, wie die einzelnen Organe in ihrem eigenen Körper angeordnet waren, und einige der Vermutungen waren – wie sich später herausstellte – völlig falsch.

Die ersten **Autopsien** (Untersuchungen an einem toten Körper) und Vivisektionen (Eingriffe an lebenden Tieren) wurden von Medizinern in Alexandria im alten Ägypten durchgeführt. Man nahm sie mit Erlaubnis der Herrscher an Sträflingen vor. Heute sind solche Vivisektionen natürlich verboten, aber durch sie entdeckte man den Puls und konnte die ersten Beschreibungen des Nervensystems erstellen.

Hippokrates, ein griechischer Arzt in der Antike, leistete einen großen Beitrag zur Entwicklung der Medizin. Schon zu Lebzeiten wurde er für seine therapeutischen Methoden und genauen Diagnosen geschätzt. Seine Beobachtungen – zum Beispiel zum Aufbau des Herzens – wurden aufgeschrieben und an Studierende weitergegeben. Viele der von ihm verwendeten Begriffe sind in unsere Sprache eingegangen, darunter **Diagnose,** das Erkennen einer Krankheit, und **Therapie,** die Methode für die Behandlung. Laut Hippokrates konnte das Aussehen der Patientin oder des Patienten, insbesondere des Gesichts, dabei helfen, den Gesundheitszustand zu bestimmen. Das „Hippokratische Gesicht" zum Beispiel sollte den bevorstehenden Tod anzeigen. Es zeichnete sich durch scharfe Gesichtszüge mit einer länglichen Nase, eingefallenen Wangen und Augen, einem blassen Teint und rissigen Lippen aus. Bekannt ist der Name des griechischen Arztes auch wegen des **hippokratischen Eids,** einer Reihe von ethischen Grundsätzen, die jede Ärztin und jeder Arzt befolgen sollte. Zwar haben eigentlich seine Schüler diesen Kodex erstellt, doch ändert das nichts daran, dass Hippokrates ein großartiger Mediziner war.

DER HIPPOKRATISCHE EID

Nach dem Ende des Zweiten Weltkriegs wurde eine moderne Version des hippokratischen Eids geschaffen, die als Genfer Deklaration bekannt ist. Sie wurde 1948 vom Weltärztebund in Genf verabschiedet. In ihrer modernsten Fassung lautet die Genfer Deklaration folgendermaßen:

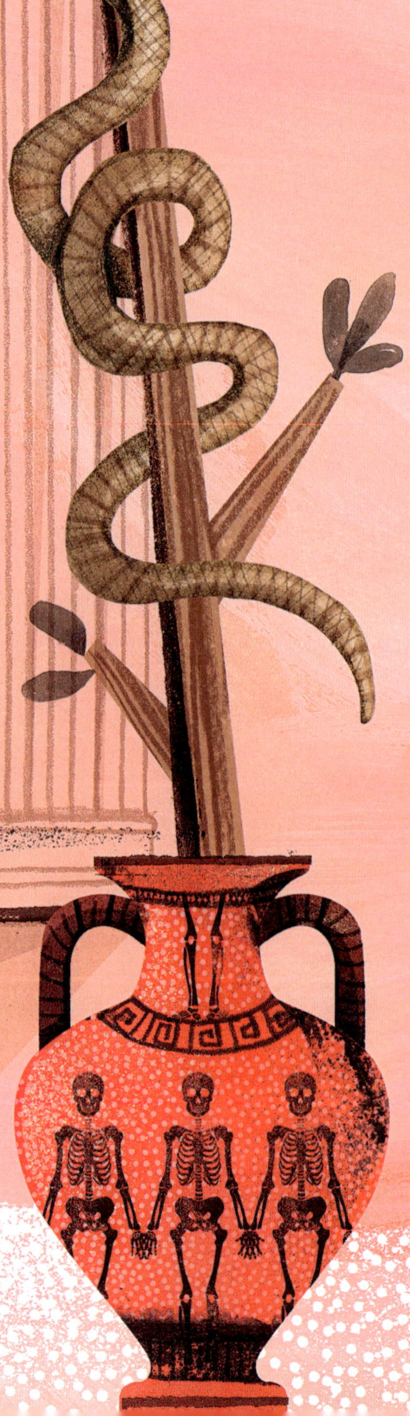

„Als Mitglied der ärztlichen Profession gelobe ich feierlich, mein Leben in den Dienst der Menschlichkeit zu stellen. Die Gesundheit und das Wohlergehen meiner Patientin oder meines Patienten werden mein oberstes Anliegen sein.

- *Ich werde die Autonomie und die Würde meiner Patientin oder meines Patienten respektieren.*
- *Ich werde den höchsten Respekt vor menschlichem Leben wahren.*
- *Ich werde nicht zulassen, dass Erwägungen zu Alter, Krankheit oder Behinderung, Glaube, ethnischer Herkunft, Geschlecht, Staatsangehörigkeit, politischer Zugehörigkeit, Rasse, sexueller Orientierung, sozialer Stellung oder jegliche andere Erwägungen mich von der Erfüllung meiner Pflichten gegenüber meiner Patientin oder meinem Patienten abbringen.*
- *Ich werde die mir anvertrauten Geheimnisse auch über den Tod der Patientin oder des Patienten hinaus wahren.*
- *Ich werde meinen Beruf nach bestem Wissen und Gewissen, mit Würde und im Einklang mit guter medizinischer Praxis ausüben.*
- *Ich werde die Ehre und die edlen Traditionen des ärztlichen Berufes fördern.*
- *Ich werde meinen Lehrerinnen und Lehrern, meinen Kolleginnen und Kollegen und meinen Schülerinnen und Schülern die ihnen gebührende Achtung und Dankbarkeit erweisen.*
- *Ich werde mein medizinisches Wissen zum Wohle der Patientin oder des Patienten und zur Verbesserung der Gesundheitsversorgung teilen.*
- *Ich werde auf meine eigene Gesundheit, mein Wohlergehen und meine Fähigkeiten achten, um eine Behandlung auf höchstem Niveau leisten zu können.*
- *Ich werde, selbst unter Bedrohung, mein medizinisches Wissen nicht zur Verletzung von Menschenrechten und bürgerlichen Freiheiten anwenden.*
- *Ich gelobe dies feierlich, aus freien Stücken und bei meiner Ehre.“*

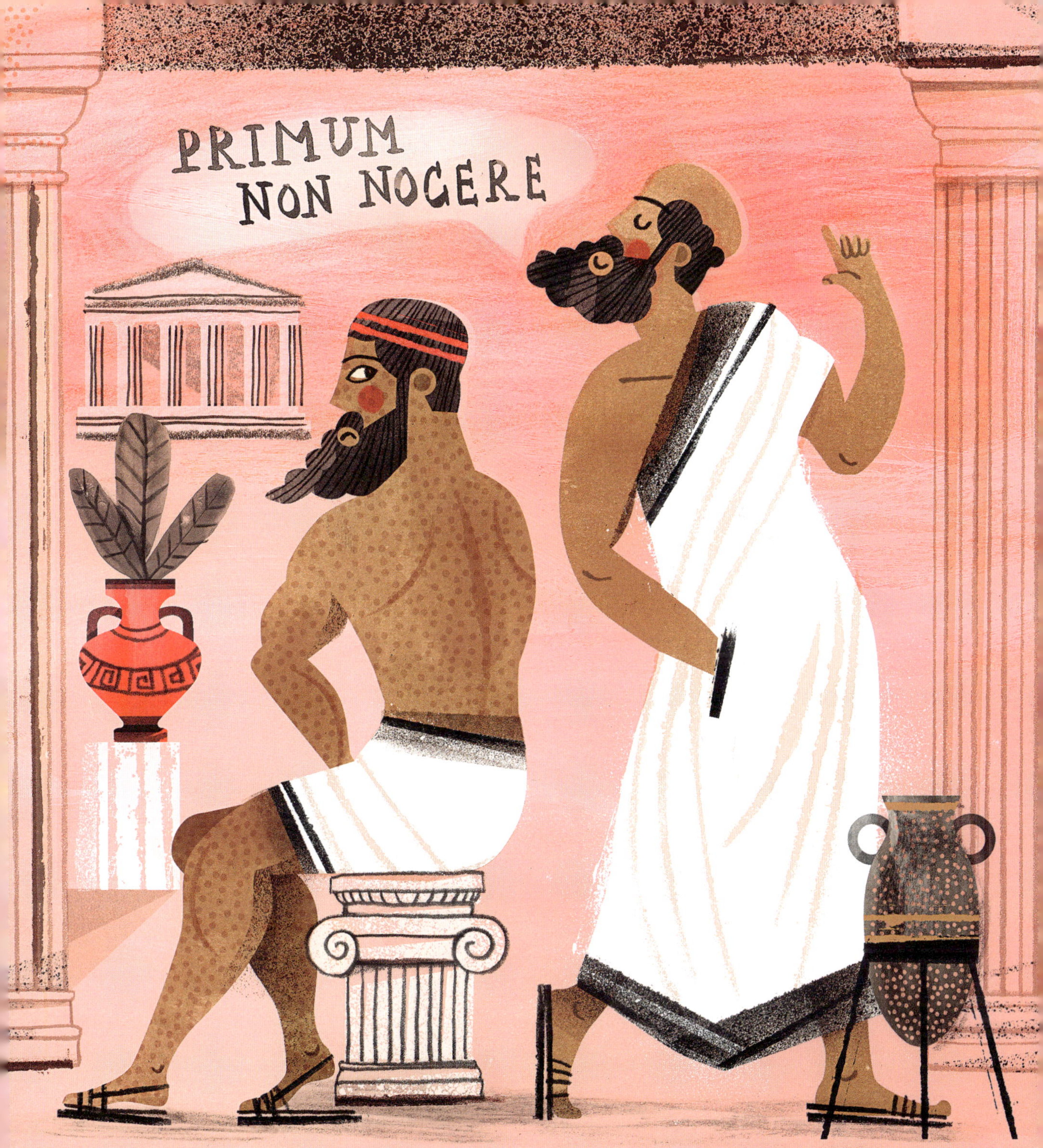

HIPPOKRATES

Griechischer Arzt, geboren um 460 v. Chr. auf der Insel Kos, gestorben um 370 v. Chr. in Larisa. Er ging als Vater der Medizin in die Geschichte ein, ihm verdanken wir, dass eine gute Ernährung und die Hygiene als Grundlage für die alltägliche Krankheitsprävention anerkannt wurden. Hippokrates befasste sich auch mit der Bekämpfung jeglichen Aberglaubens und war der Meinung, dass die menschliche Gesundheit sowohl von der Umwelt als auch vom Wetter beeinflusst werde.

Ein anderer berühmter Arzt der Antike war **Galen.** Er lebte in Rom und ist bekannt für seine Beschreibung des Blutkreislaufs. Dank seiner Arbeit wissen wir, dass in den Venen und Arterien Blut fließt, und nicht, wie bis dahin angenommen, Luft. Galen entdeckte auch die Klappen am Herzen, die den Rückfluss des Blutes verhindern. In einer Stadt in Kleinasien war er viele Jahre lang Gladiatorenarzt. Durch die Behandlung und Versorgung der verwundeten Kämpfer dort erlangte er einen solchen Ruhm, dass er schließlich Hofarzt des römischen Kaisers wurde. Galen entwickelte die Viersäftelehre (Schleim, schwarze Galle, Galle und Blut) weiter und verband sie mit emotionalen Zuständen. Man ging davon aus, dass Menschen, deren Körper große Mengen an Schleim absondert, phlegmatisch, das heißt langsam und ruhig waren und diejenigen mit viel Blut optimistisch und fröhlich. Die schwarze Galle war für eine melancholische, also traurige Stimmung verantwortlich, während Galle die cholerischen, energischen und nervösen Menschen bestimmte. Heute wissen wir, dass das nicht stimmt. Auch stellte er andere Vermutungen auf, die sich als falsch erwiesen: Unter anderem glaubte er, Blut entstehe in der Leber aus unserer Nahrung und Luft gelange von der Lunge direkt zum Herzen.

Nach der Antike folgte die lange Zeit des Mittelalters, in der sich die Entwicklung der Medizin verlangsamte. In dieser Epoche war der persische Arzt **Avicenna** tätig, der als Vater der modernen Medizin bekannt wurde. Er war fleißig und begabt und schon im Alter von 20 Jahren ein geschätzter Arzt in seiner Stadt. Avicenna schrieb seine Gedanken im ***Kanon der Medizin*** nieder, einem Werk aus fünf Bänden mit diesen Schwerpunkten: Theorie der Medizin, Wissenschaft der Arzneimittel, Diagnose und Behandlung von Krankheiten, Chirurgie und Infektionskrankheiten sowie Gifte und Gegenmittel.

Eine weitere Person, die einen wichtigen Beitrag zur Anatomie geleistet hat, ist **Leonardo da Vinci.** Der Maler und Ingenieur war einer der herausragendsten Vertreter der Renaissance, der Ära, die auf das Mittelalter folgte. Da Vinci interessierte sich leidenschaftlich für den Aufbau und die Funktionsweise des menschlichen Körpers, den er oft mit einer Maschine verglich. Historiker schätzen, dass er rund 30 Autopsien selbst durchführte. Während er an der Skizze für das Reiterstandbild des Regenten von Mailand arbeitete, führte er auch detaillierte anatomische Untersuchungen an Pferden durch.

Als die Kirchenobersten in Rom von den Interessen Leonardo da Vincis erfuhren, erließ der Papst ein offizielles Autopsieverbot. Doch dank des bis dahin

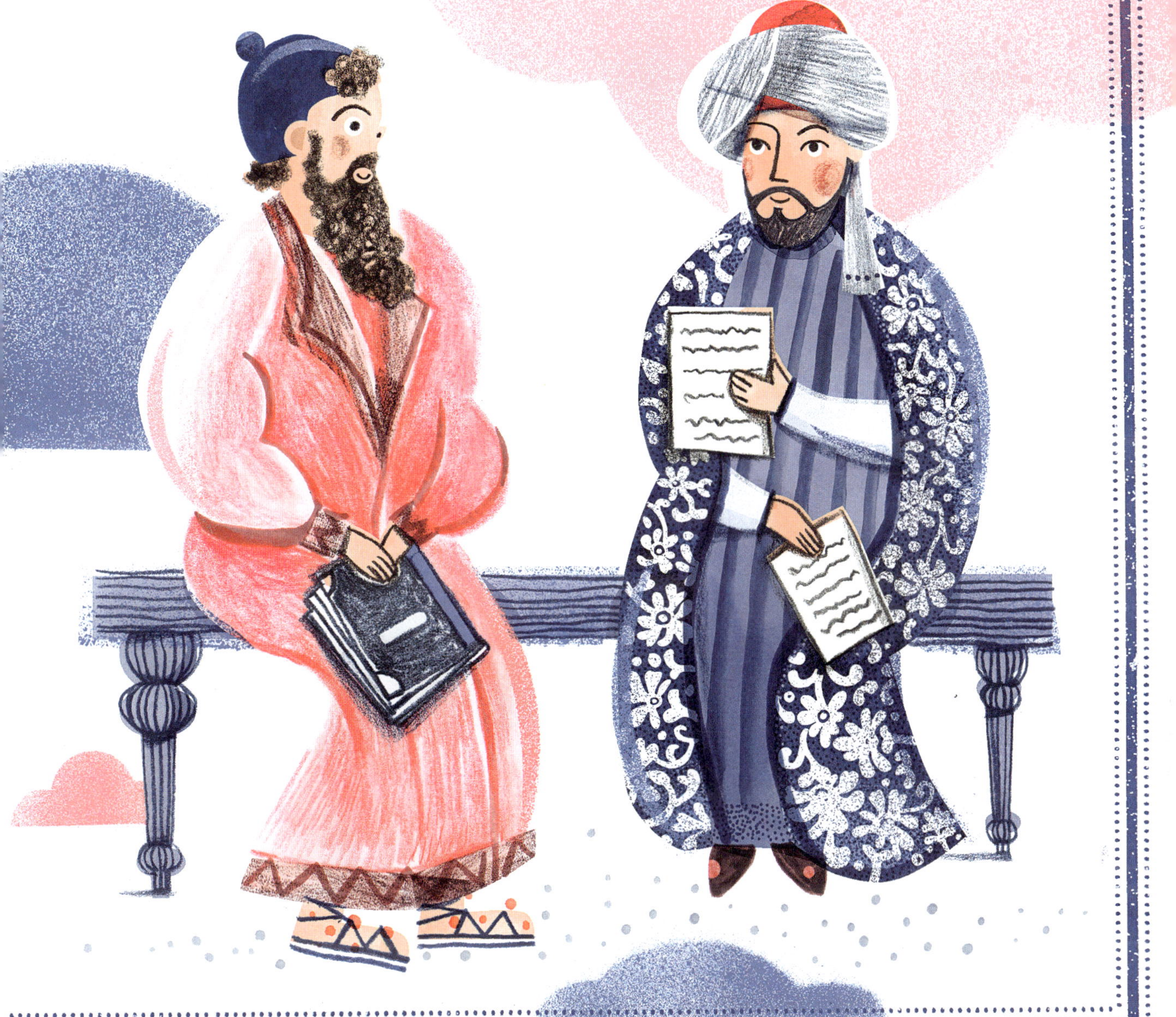

GALEN

Eigentlich Claudius Galenus, geboren um 130 und gestorben 200 – ein römischer Arzt griechischer Herkunft. Er wurde in vielen alten Schulen in Korinth, Smyrna und Alexandria in der Medizin ausgebildet. Den größten Teil seines Lebens arbeitete er als Gladiatorenarzt, wodurch er viel über die menschliche Anatomie lernte. Während der Regierungszeit von Kaiser Marcus Aurelius wurde er Hofarzt in Rom.

AVICENNA

Auf Persisch lautete sein vollständiger Name Abū Alī al-Husain ibn Abd Allāh ibn Sīnā. Er wurde 980 im alten Persien geboren und starb 1037. Avicenna war von Beruf Arzt und aus Leidenschaft Philosoph. Er verfasste etwa 450 Texte, von denen sich viele mit philosophischen und medizinischen Themen befassten. Der bekannteste ist der *Kanon der Medizin*. Viele Historiker nennen Avicenna den Vater der modernen Medizin.

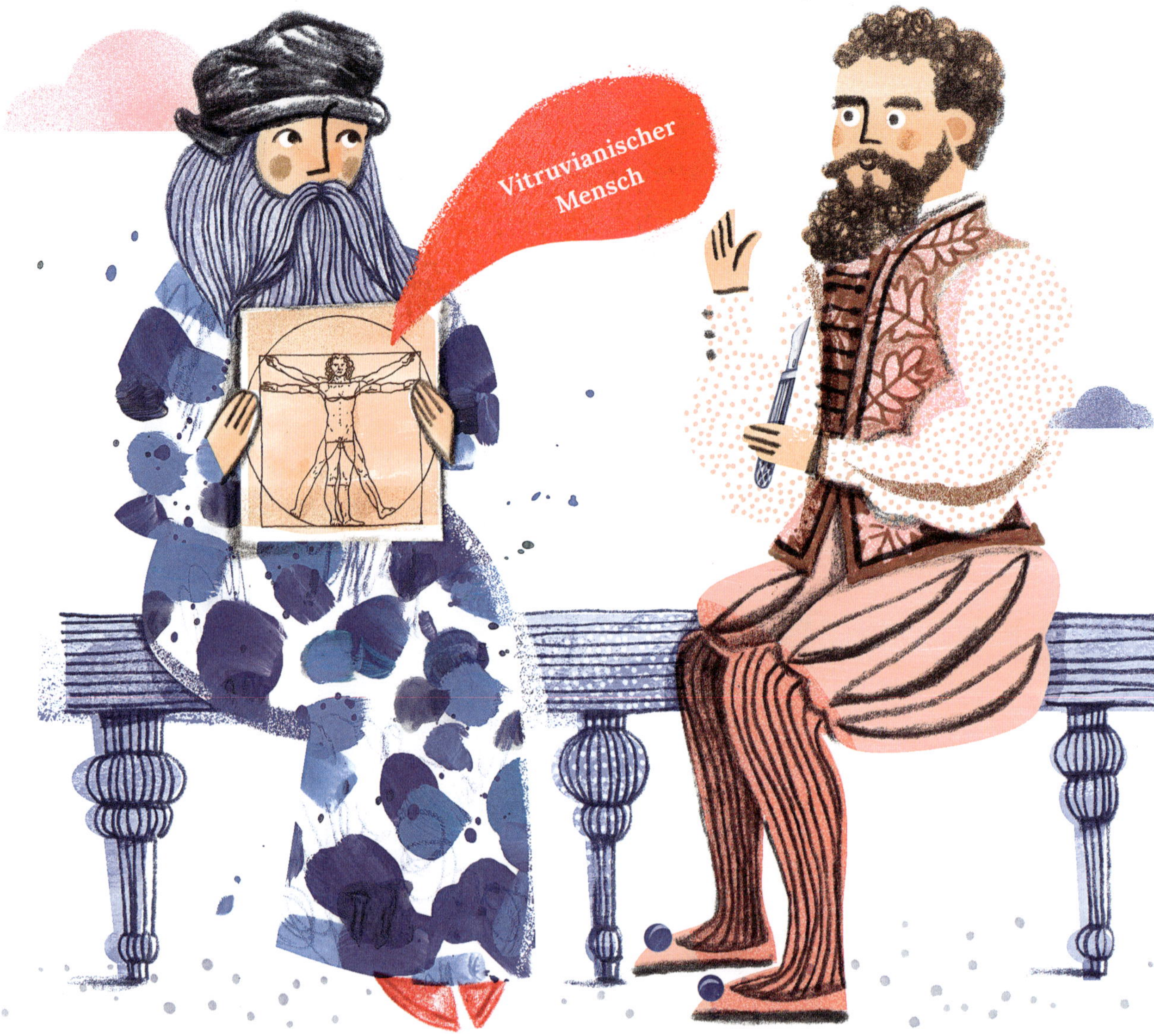

LEONARDO DA VINCI

Ein herausragender Künstler und Gelehrter der italienischen Renaissance. Geboren am 15. April 1452 in Anchiana bei Vinci, gestorben am 2. Mai 1519 in Amboise. Er war Maler, Architekt, Philosoph, Musiker, Schriftsteller, Mathematiker, Mechaniker, Anatom, Erfinder und Bildhauer. Seine berühmtesten Gemälde sind die „Mona Lisa“ und „Das letzte Abendmahl“. Eines seiner Gemälde, die „Madonna mit der Nelke“, hängt in München in der Alten Pinakothek.

VESALIUS

Der vollständige Name dieses flämischen Gelehrten lautet Andries van Wesel. Er wurde am 31. Dezember 1514 in Brüssel geboren und starb am 15. Oktober 1564 auf der griechischen Insel Zakynthos. Er studierte an vielen europäischen Universitäten, darunter Paris und Padua. Vesalius gilt als Begründer der modernen Anatomie, weil er als Erster gründlich die Struktur des menschlichen Körpers untersuchte.

gesammelten Materials konnte der Meister mehr als 200 detaillierte Zeichnungen und Dutzende Seiten handschriftlicher Notizen anfertigen. Leonardo da Vinci wollte sie in Form eines anatomischen Atlas veröffentlichen, doch wurde dieser Plan, wie so viele andere auch, nie verwirklicht. Ein besonders berühmtes Beispiel für das Studium der Proportionen des menschlichen Körpers bietet seine Zeichnung des „Vitruvianischen Menschen“ – der Umriss eines Mannes, der gleichzeitig in einen Kreis und ein Quadrat eingezeichnet ist. Es soll die idealen Proportionen der verschiedenen Körperteile zeigen.

Zu dieser Zeit entstand schließlich die korrekte Beschreibung vom inneren Aufbau des Menschen. Zu verdanken ist sie dem flämischen Wissenschaftler und Arzt **Vesalius,** der es wie Leonardo da Vinci wagte, in die Körper Verstorbener zu schauen. Durch seine Forschung und sein medizinisches Wissen konnte er einige von Galens Fehlern korrigieren, der nur Tiere „von innen“ betrachtet hatte. Einige von Galens Annahmen waren natürlich richtig, aber nicht alle. Vesalius schrieb seine Beobachtungen in einem Werk mit dem Titel ***Sieben Bücher über den Aufbau des menschlichen Körpers*** nieder. Neben den Beschreibungen gibt es über 300 detaillierte Illustrationen, die den Ärzten und Ärztinnen dabei helfen, die Geheimnisse der Anatomie zu erforschen.

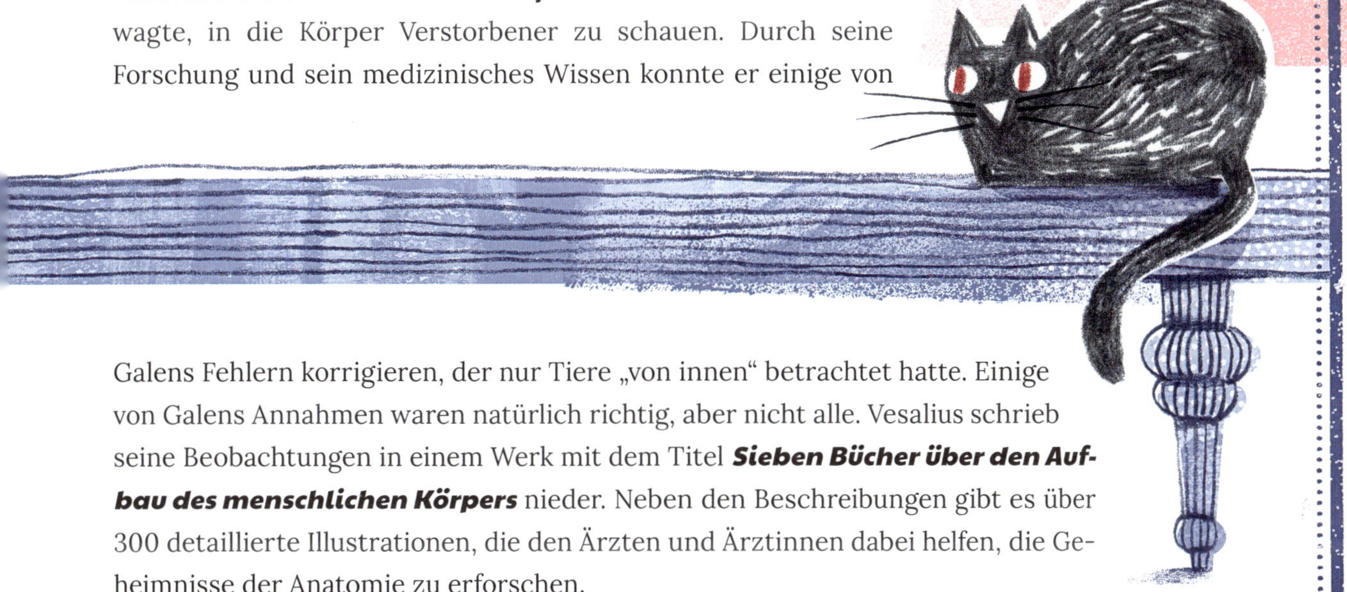

Seitdem gehört der Anatomieunterricht als Pflichtfach zum Medizinstudium. In dem berühmten Gemälde **„Die Anatomie des Dr. Tulp“** des holländischen Malers Rembrandt ist eine solche Unterrichtsstunde abgebildet. Das Bild zeigt einen Lehrer und seine Medizinstudenten bei der genauen Untersuchung des inneren Aufbaus der menschlichen Hand. An vielen Universitäten in Europa wurden sogenannte **anatomische Theater** eröffnet. Sie waren wie ein Amphitheater aufgebaut, die Sitzreihen stiegen also vom Tisch in der Mitte ausgehend kreisförmig an. In dieser Art Klassenzimmer hielt man vor Medizinstudenten den Anatomieunterricht ab. Das erste derartige Theater entstand 1594 an der Universität von Padua.

Das Bild ist inspiriert von Rembrandts Gemälde „Die Anatomie des Dr. Tulp“

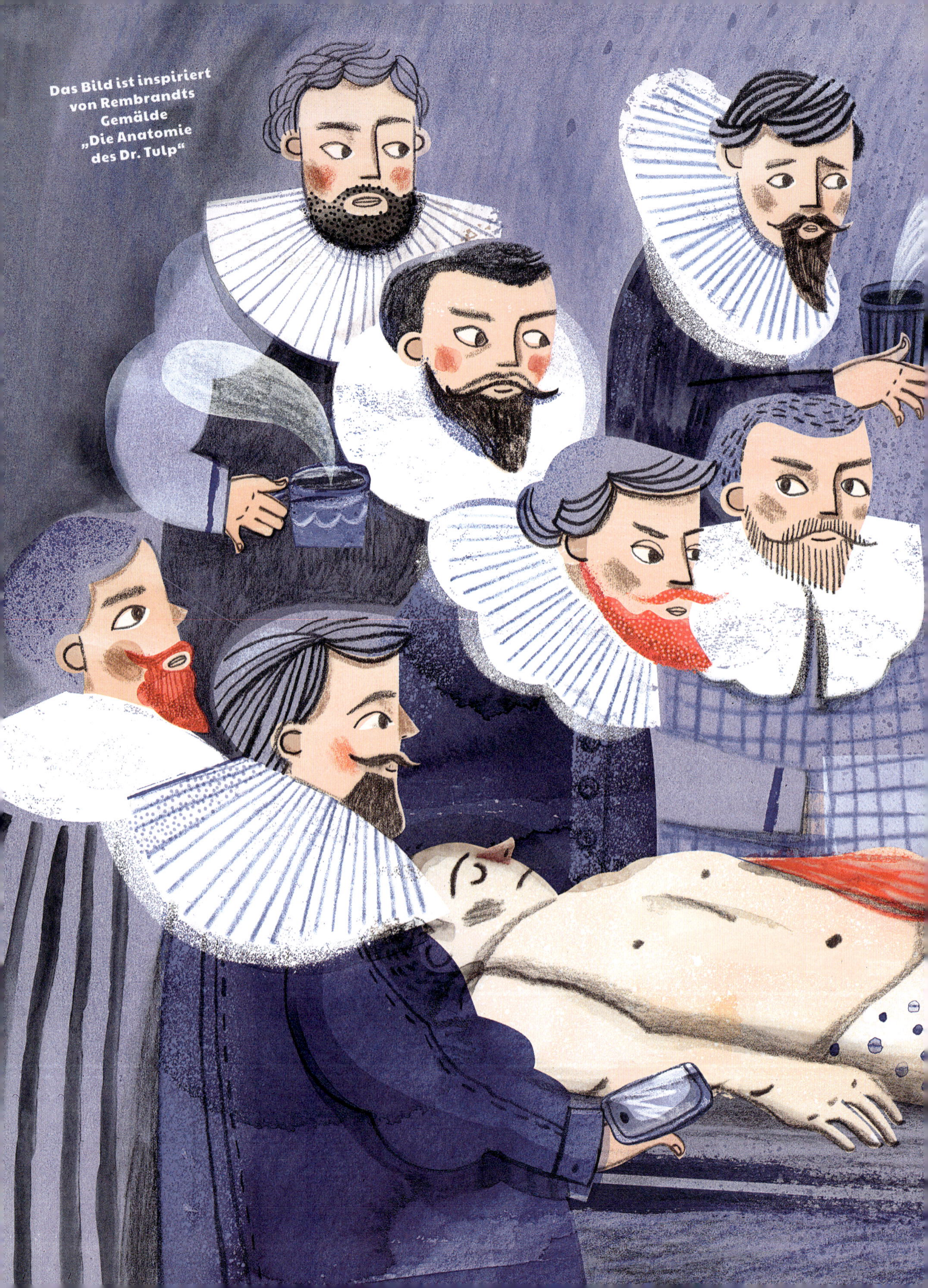

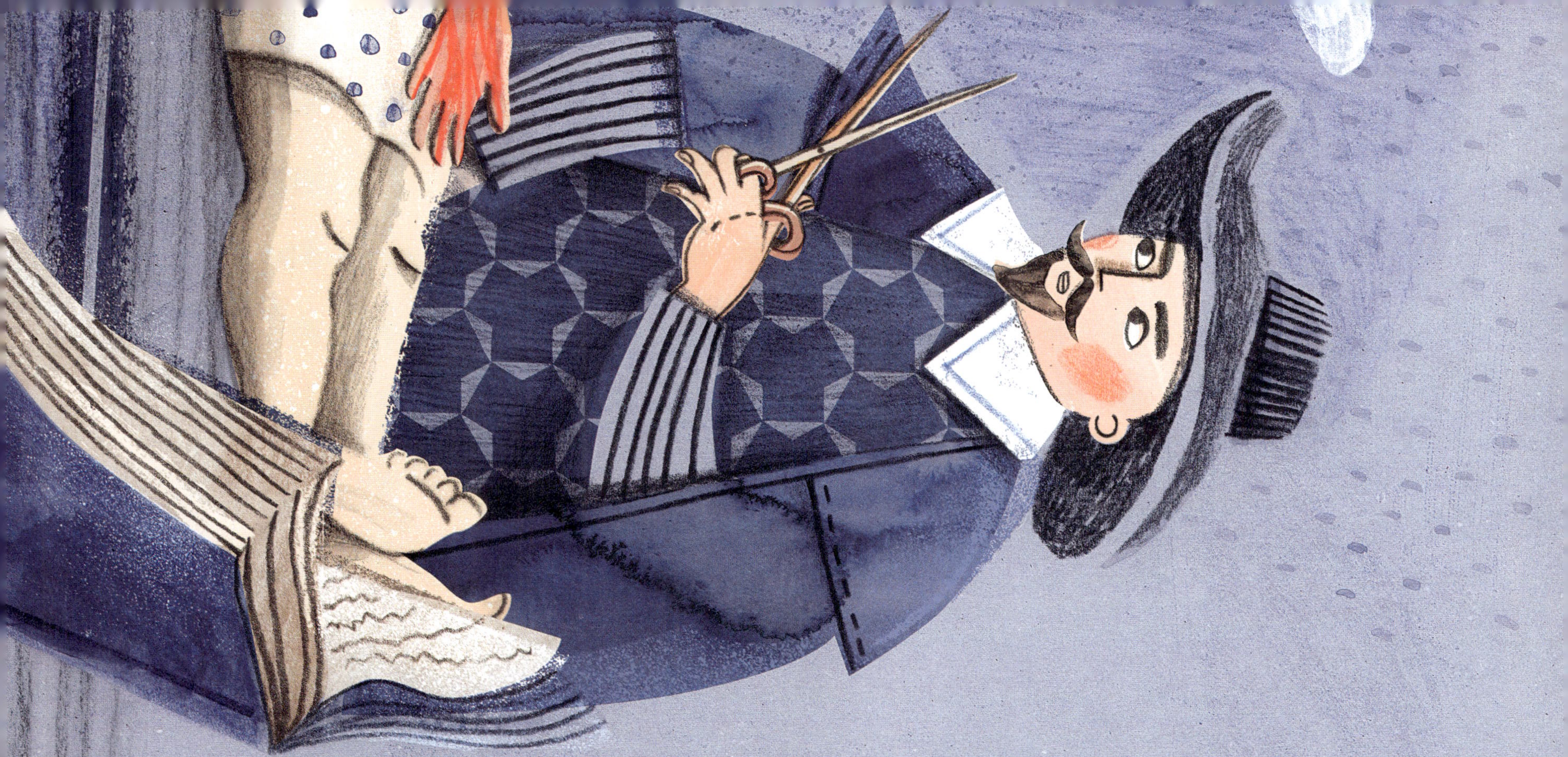

„Die Anatomie des Dr. Tulp“ ist ein Gemälde, das Rembrandt 1632 malte. Es stellt eine öffentliche Autopsie dar, die einmal im Jahr durchgeführt wurde und nicht nur medizinisches Publikum, sondern auch einfache Bürger der Stadt anzog. Auf dem Gemälde präsentiert der Maler die Autopsie des toten Straßenräubers Adriaan Adriaanszoon, durchgeführt von Dr. Nicolaes Tulp. Der Wissenschaftler erklärt dem Publikum die Details der Anatomie am Beispiel der menschlichen Hand. Unten rechts im Bild befindet sich ein großes offenes Buch – wahrscheinlich die *Sieben Bücher über den Aufbau des menschlichen Körpers* von Vesalius. Die dargestellte Szene weicht von den Realitäten der Epoche ab – was Rembrandt häufig vorgeworfen wurde –, denn die Autopsie begann normalerweise am Bauch, nicht an der Hand des Verstorbenen.

Der Aufbau

Der menschliche Körper besteht aus dem **Skelett,** also den Knochen, die ihm seine Form geben, ein Gerüst für die Muskeln bieten und die inneren Organe schützen. Für unsere aufrechte Körperhaltung ist die Wirbelsäule zuständig. Jeder Teil der Wirbelsäule besteht aus einer bestimmten Anzahl von Wirbeln, die bei allen Säugetieren gleich ist. Zum Beispiel hat ein Mensch im Halsbereich sieben Wirbel, genau wie eine Maus oder eine Giraffe. Die inneren Organe befinden sich unter den Brustknochen und den Rippen. Zu den inneren **Organen** gehören z. B. Herz, Lunge, Leber und Bauchspeicheldrüse sowie kleinere Teile. Nicht alle inneren Organe sind durch Knochen geschützt. Das Verdauungssystem ist beispielsweise nur von **Muskeln** und **Fettgewebe** umgeben. Das Skelett bildet zusammen mit den Muskeln den **Bewegungsapparat,** durch den wir verschiedene Bewegungen ausführen können, zum Beispiel Laufen und Springen. Ein sehr wichtiges Element des Skeletts ist der **Schädel**, der das Kontrollzentrum, also das **Gehirn,** enthält. Die äußerste Haut ist die wichtigste Schutzbarriere, die vor Kälte, Hitze, Wasser und Bakterien schützt.

Im Anatomieunterricht lernen Studierende der Medizin alle Details des menschlichen inneren Aufbaus kennen. Sie müssen den Namen jedes auch noch so kleinen Knochens kennen – sowohl auf Deutsch als auch auf **Latein** (der alten Sprache, in der die Medizin früher gelehrt wurde). Sie erfahren, wie Organe durch Blutgefäße miteinander verbunden sind. Welche Teile des Gehirns sind für das Lesen und Schreiben zuständig? Welche steuern den Schlaf? Welche erlauben es uns, den Geruch einer Zwiebel von dem eines Minzblattes zu unterscheiden? Die Studierenden lernen dabei aus anatomischen Atlanten, also Karten der einzelnen Organe, aber auch aus praktischem Unterricht, der unter anderem an Modellen durchgeführt wird. Der Durchbruch in der anatomischen Forschung war zweifellos die Entdeckung einer Technik, die es uns ermöglicht, in den Körper einer lebenden Person zu schauen, ohne sie zu betäuben oder zu operieren. Diese Methode ist das **Röntgen** und wird heute in vielen Bereichen verwendet.

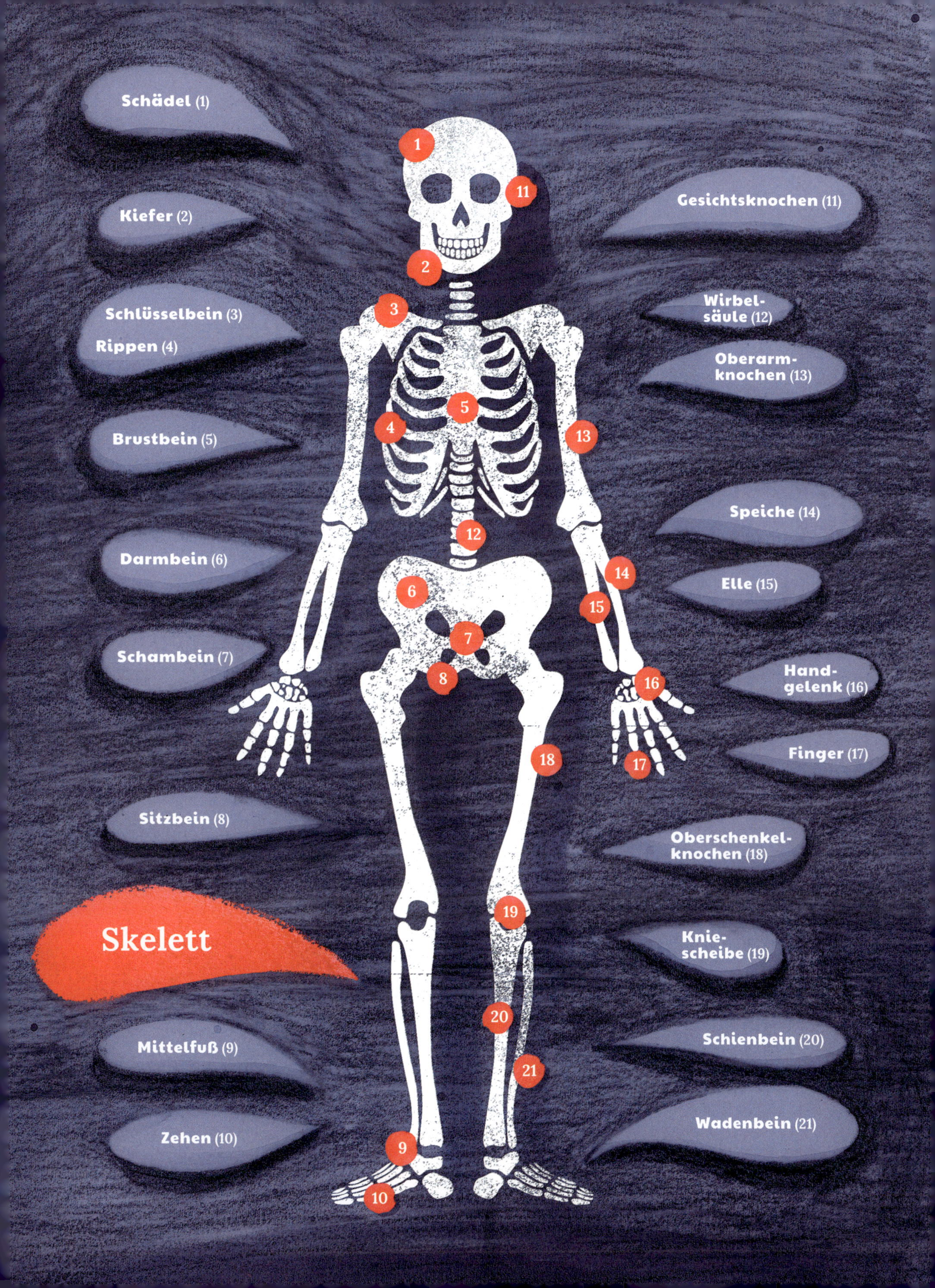
Skelett
Schädel (1)
Kiefer (2)
Schlüsselbein (3)
Rippen (4)
Brustbein (5)
Darmbein (6)
Schambein (7)
Sitzbein (8)
Mittelfuß (9)
Zehen (10)
Gesichtsknochen (11)
Wirbel-
säule (12)
Oberarm-
knochen (13)
Speiche (14)
Elle (15)
Hand-
gelenk (16)
Finger (17)
Oberschenkel-
knochen (18)
Knie-
scheibe (19)
Schienbein (20)
Wadenbein (21)

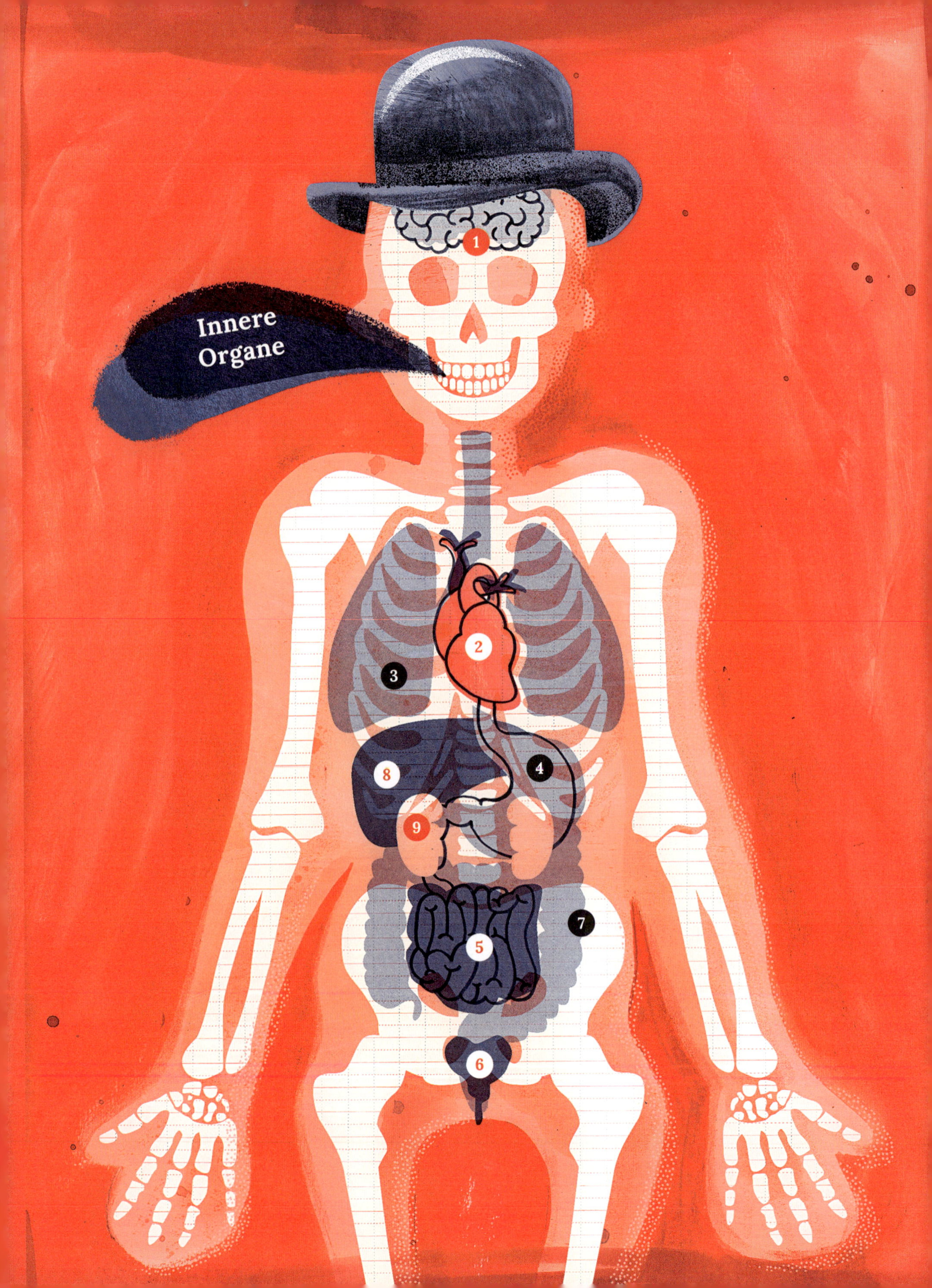

Innere Organe
1
2
3
4
8
9
7
5
6

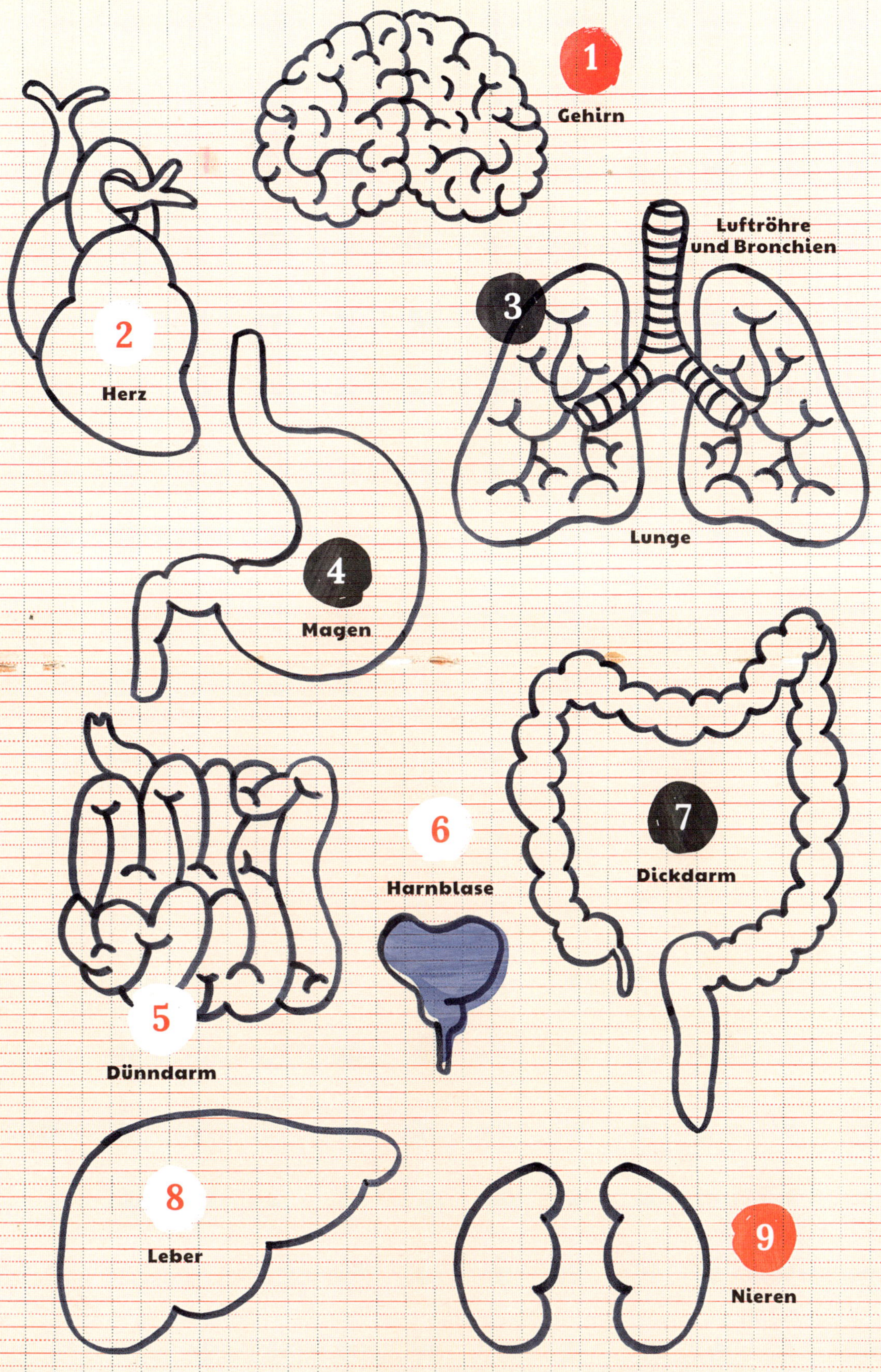
1
Gehirn
2
Herz
Luftröhre
und Bronchien
3
Lunge
4
Magen
5
Dünndarm
6
Harnblase
7
Dickdarm
8
Leber
9
Nieren

Geheimnisvolle Röntgenstrahlen

Wenn wir spielen oder Sport treiben, können wir hinfallen oder uns stoßen. Beim Rollerfahren reicht ein unbemerkter Ast, wir stürzen und brechen uns vielleicht sogar etwas. Die meisten dieser Verletzungen sind aber harmlos. Vielleicht haben wir Schmerzen oder es gibt ein paar Rötungen, aber normalerweise vergessen wir das schnell, und nach ein paar Tagen gibt es keine Anzeichen einer Verletzung mehr. Manchmal sind die Schmerzen jedoch viel stärker, es kommt zu Schwellungen und wir haben Schwierigkeiten, uns zu bewegen. Dann ist es unbedingt erforderlich, dass ihr eine Ärztin oder einen Arzt aufsucht, um zu wissen, ob ihr einen gebrochenen Knochen oder ein verletztes Gelenk habt. **Röntgenstrahlen** helfen bei der Diagnose.

Nicht alles kann man von außen sehen oder ertasten. Manchmal muss man in den Körper schauen, um zu sehen, was nicht in Ordnung ist, und um ihm so effektiv wie möglich zu helfen. Dazu werden **Röntgenbilder** gemacht, eine spezielle Art von Foto, bei denen der Arzt sehen kann, wie die Knochen unter der Haut und den Muskeln aussehen, ob sie gesund sind oder ob ein Bruch vorliegt.

Dem deutschen Wissenschaftler **Wilhelm Röntgen** verdanken wir das Wissen um eine spezielle Art von Strahlung, die den Körper, aber nicht die Knochen durchdringt. Diese bahnbrechende Entdeckung machte er zufällig in seinem Physiklabor.

Bevor es Computer und moderne Kameras gab, wurden Fotos auf lichtempfindlichem Spezialpapier entwickelt. Erst nach Behandlung mit entsprechenden Chemikalien war das Foto zu sehen. Dieses Papier half Wilhelm Röntgen, die mysteriösen Röntgenstrahlen zu entdecken, die manche Objekte durchdringen und andere nicht. Als er eine geschlossene Holzkiste mit Metallgewichten vor eine spezielle Röntgenlampe stellte, sah er nur die Gewichte. Um seine Entdeckung zu überprüfen, holte er seine Frau ins Labor und bat sie, ihre Hand zwischen Lampe und Film zu legen. Das Foto zeigte schließlich die Knochen ihrer Hand und die Beule am Finger, wo sie den Ehering trug. Anna Bertha Röntgen war überrascht, als ihr Mann ihr dieses Foto zeigte. Damals konnte sich niemand vorstellen, dass man die Knochen eines lebenden Menschen auf einem Foto sehen könnte.

Der Nutzen seiner Entdeckung für die Medizin war Professor Röntgen zunächst nicht bewusst. Er interessierte sich mehr für die physikalischen Eigenschaften der Röntgenstrahlen als für ihre praktische Anwendung. Zum Glück wurden die Neuigkeiten unter deutschen Wissenschaftlern und Journalisten schnell bekannt. Diese verstanden sofort, dass die Tatsache, dass man die Knochen einer lebenden

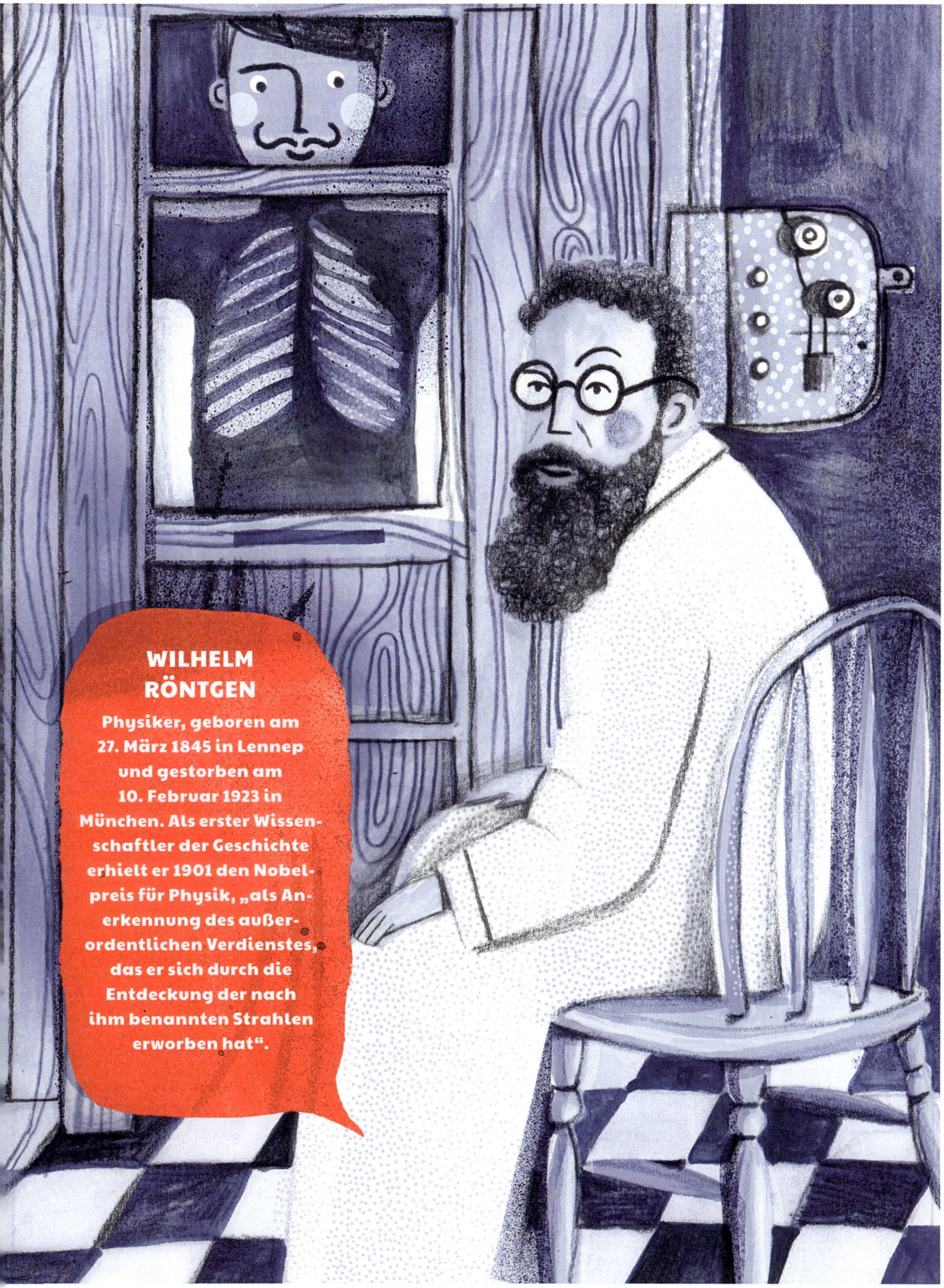

WILHELM RÖNTGEN

Physiker, geboren am 27. März 1845 in Lennep und gestorben am 10. Februar 1923 in München. Als erster Wissenschaftler der Geschichte erhielt er 1901 den Nobelpreis für Physik, „als Anerkennung des außerordentlichen Verdienstes, das er sich durch die Entdeckung der nach ihm benannten Strahlen erworben hat“.

Person sehen konnte, ein Durchbruch bei der Erkennung und Behandlung vieler Verletzungen und Krankheiten sein würde. Die Röntgenstrahlen wurden schnell zur Grundlage der Arbeit von **Orthopädinnen** und **Orthopäden,** also Fachleuten, die Bewegungsorgane wie Knochen und Muskeln behandeln.

Heute werden Röntgenbilder in speziellen **Röntgenräumen** angefertigt. Es gibt zumeist einen Tisch, auf den sich der Patient legt, und eine Lampe, die auf eine bewegliche Schiene montiert ist und so über einem ausgewählten Körperteil platziert wird. Mittlerweile ist bekannt, dass Röntgenstrahlen in großen Mengen gesundheitsschädlich sein können. Daher werden die Körperpartien des Patienten, die nicht fotografiert werden müssen, durch spezielle Abdeckungen geschützt. Diese bestehen aus Blei, einem sehr schweren Metall, das von den Röntgenstrahlen nicht durchdrungen wird.

Es dauert nur wenige Sekunden, das Foto zu machen. Das Bild ist dann sofort auf dem Computerbildschirm sichtbar. Anschließend werden die Aufnahmen von einer **Radiologin** oder einem **Radiologen,** also Fachleuten für Röntgenstrahlen, sorgfältig untersucht. Sie beschreiben, was sie auf dem Bild sehen, und auf dieser Grundlage kann dann entschieden werden, wie die Verletzung behandelt wird. Man weiß dann z. B., ob ein Gipsverband angelegt werden muss oder ob eine andere Art von Orthese ausreicht.

Heute gibt es noch weitere Möglichkeiten, um in den menschlichen Körper zu blicken. So liefern **Computertomografien** oder **Magnetresonanztomografien** hochgenaue dreidimensionale Bilder. Die **Ultraschalluntersuchung** wird häufig in Arztpraxen eingesetzt. Vor allem Schwangere sollten sie regelmäßig vornehmen lassen, um zu überprüfen, ob sich das Baby gesund entwickelt. Auf dem Computerbildschirm können sie sehen, wie das Baby aussieht, seinen Herzschlag hören und Fotos oder sogar einen kurzen Film machen.

CT

Der erste COMPUTERTOMOGRAF wurde von Godfrey Hounsfield konstruiert, doch viele Forschende trugen zum Bau dieses komplexen Geräts bei. Die ersten Computertomografie-Untersuchungen wurden 1971 durchgeführt. Die Computertomografie (CT) basiert auf dem bereits bekannten Röntgen, allerdings werden viele Bilder gleichzeitig, in verschiedenen Winkeln und in mehreren Schichten aufgenommen. Man liegt dabei bewegungslos in einem Gerät, das an einen großen Ring

erinnert. Der Computertomograf dreht sich und macht dabei Fotos. Diese gelangen zu einem speziellen Computerprogramm, das ein zwei- oder dreidimensionales Bild des untersuchten Organs erstellt. Es ist sehr wichtig, dass man absolut ruhig liegt, damit die Bilder scharf werden, daher erhalten kleinere Kinder manchmal ein Beruhigungsmittel. Die Untersuchung ist völlig schmerzfrei.

MRT

Dank der **MAGNETRESONANZTOMOGRAFIE (MRT)** ist es möglich, Bilder zu erhalten, die Querschnitte menschlicher innerer Organe in vielen Ebenen darstellen. Um die Untersuchung durchzuführen, benötigt man: ein starkes Magnetfeld, Radiowellen und einen Computer, der die gesammelten Daten in Bilder umwandelt. Es werden viele Arten von Magneten mit unterschiedlich starkem Magnetfeld verwendet. Je größer die Kraft des Magneten ist, desto genauer sind die Ergebnisse. Um Signalstörungen durch den Körper der Patientin oder des Patienten zu vermeiden, muss das Gerät von externen elektromagnetischen Wellen isoliert werden. Obwohl das erzeugte Magnetfeld ungefähr **20.000-MAL STÄRKER** ist als das Erdmagnetfeld, beeinträchtigt es die Gesundheit nicht. Die Untersuchung ist schmerzlos. Metallische Elemente im menschlichen Körper, wie Herzschrittmacher oder orthopädische Implantate, lassen eine MRT-Untersuchung nicht zu, obwohl sie immer häufiger bereits aus Materialien bestehen, die einem starken Magnetfeld ausgesetzt werden dürfen.

ULTRASCHALL

Mithilfe der Ultraschalluntersuchung lassen sich die Größe und Form der inneren Organe beurteilen. Ultraschall wird seit Anfang der 1960er-Jahre eingesetzt. Ursprünglich diente diese Methode der Untersuchung von Schwangeren, heute ermöglicht sie die Diagnose vieler Krankheiten. Das Ultraschallbild zeigt nicht nur die untersuchten Organe, sondern auch Veränderungen wie Tumoren. Für die Ultraschalluntersuchung werden (akustische) **SCHALLWELLEN** verwendet. Diese sind zwar für den Menschen nicht hörbar, können aber die Zellen durchdringen. Übrigens beeinträchtigen sie den Körper nicht, sodass die Tests viele Male wiederholt werden können. Ein spezielles Gel wird auf ausgewählte Körperstellen aufgetragen, um die Schallwellenleitung zu unterstützen.

Die Elemente der Organe: Die Zellen

Der menschliche Körper besteht aus verschiedenen Arten von **Zellen.** Sie unterscheiden sich in Form und Aussehen, vor allem aber in ihrer Funktion. Es gibt rote Blutkörperchen im Blut, die Sauerstoff transportieren, in Muskeln Zellen, die sich zusammenziehen können, und im Gehirn Neuronen, die Nervenimpulse übertragen. Für jede dieser Funktionen ist eine andere Struktur der Zelle nötig. Rote Blutkörperchen sind dicht mit einem speziellen Sauerstoffträger gefüllt (Hämoglobin), Muskeln enthalten Fasern, die sich zusammenziehen und entspannen können, und Neuronen haben lange Fortsätze, damit sie schnell mit anderen, sogar weit entfernten Nervenzellen kommunizieren können.

Fast jede Zelle in unserem Körper gleicht einer kleinen Stadt. Sie ist von einer dünnen Zellmembran umgeben, in etwa wie bei einer Abwehrmauer. Diese Membran schützt das Innere der Zelle, bietet aber auch einen Austausch mit der äußeren Umgebung und ermöglicht es der Zelle, auf verschiedene Reize zu reagieren. Im Innern liegt der **Zellkern,** also das Entscheidungszentrum. Hier befindet sich die Erbsubstanz in Form der DNS. Zellen brauchen viel Energie, um richtig zu funktionieren. **Mitochondrien** sind eine Art Minikraftwerk, in dem Energie aus Glukose und Sauerstoff gewonnen wird. Sie wird insbesondere dann verbraucht, wenn Proteine, also grundlegende Bausteine, hergestellt werden. Das findet in den **Ribosomen,** einer Art Minifabrik, statt. All diese Bestandteile der Zelle sind innerhalb der Zellmembran in eine Art Gelee gebettet, für das sich Forschende eine Fachbezeichnung ausgedacht haben: **Zytoplasma.**

ONKOLOGIE

Die Zellen unseres Körpers teilen sich ständig, manche schneller (zum Beispiel in der Oberhaut), andere langsamer (zum Beispiel Nervenzellen). Die Zellteilung wird durch einen präzisen Mechanismus gesteuert, der in die DNA eingeschrieben ist. Manchmal aber beginnen Zellen, sich unkontrolliert zu teilen. In Kombi-

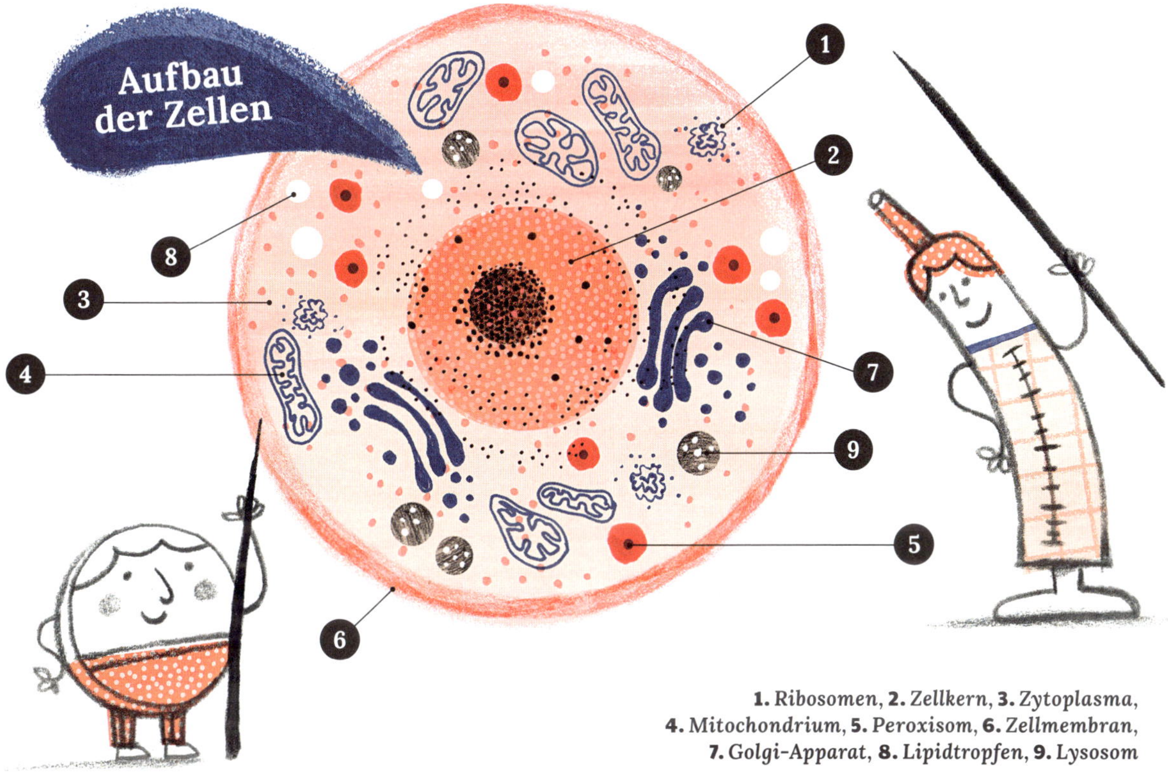

1. *Ribosomen*, **2.** *Zellkern*, **3.** *Zytoplasma*, **4.** *Mitochondrium*, **5.** *Peroxisom*, **6.** *Zellmembran*, **7.** *Golgi-Apparat*, **8.** *Lipidtropfen*, **9.** *Lysosom*

nation mit anderen Fehlern, die die ganze Zelle in einer für den Körper ungünstigen Weise verändern, kann ein **TUMOR** entstehen. Er kann die Ursache dafür sein, dass das Organ, in dem er sich entwickelt, nicht mehr richtig funktioniert. Außerdem treten manchmal Metastasen in anderen Organen auf. Tumorerkrankungen erfordern eine spezielle Behandlung durch eine **ONKOLOGIN** oder einen **ONKOLOGEN**, die leider nicht immer wirksam ist. Es kommen spezielle Medikamente (Chemotherapie), Bestrahlung und manchmal Operationen zum Einsatz. Die Therapie belastet den Körper stark und hat oft viele Nebenwirkungen wie Haarausfall, Gewichtsverlust und ein geschwächtes Immunsystem. Diese speziellen Medikamente töten alle Zellen ab, die sich schnell teilen, nicht nur Krebszellen, sondern zum Beispiel auch solche in der Haarzwiebel, im Darm und im Immunsystem. Deshalb arbeitet die Wissenschaft auf der ganzen Welt an Therapien, die im Kampf gegen Krebs wirksam sind, aber den Rest des Körpers nicht so negativ beeinflussen. Wir nennen sie **ZIELGERICHTETE THERAPIEN**, weil sie auf den Tumor „zielen" wie ein Pfeil auf die Mitte der Zielscheibe. Geforscht wird auch an **IMMUNTHERAPIEN**, also Medikamenten, die das Immunsystem für die Krebsbekämpfung anregen sollen.

Auch die Haut ist ein Organ

Die **Haut** ist eines der komplexesten Organe, wenn man ihre Struktur und Funktion betrachtet. Sie schützt das Körperinnere vor schädlichen Umwelteinflüssen wie Sonneneinstrahlung oder Kälte und ist eine Barriere gegen Bakterien und krankheitserregende Viren. Die Hautfläche eines erwachsenen Menschen ist mit 1,5–2 Quadratmetern sehr groß. Die äußere Schicht heißt Epidermis. Sie stirbt regelmäßig ab und löst sich dann, wodurch sich die Haut ständig erneuert. In der Epidermisschicht befinden sich **Pigmentzellen,** genannt Melanozyten, die der Haut ihre Farbe geben. Das von den Pigmentzellen produzierte Melanin wird unter dem Einfluss von Sonnenstrahlen freigesetzt und ist für unsere Bräune nach dem Sommerurlaub verantwortlich.

Manchmal treffen wir Menschen mit fast vollständig weißer Haut. Das können Albinos sein, die von Geburt an keine Pigmente auf der gesamten Hautoberfläche haben (ihre Haare und Augen sind auch sehr hell), aber auch Menschen, die an Vitiligo (Weißfleckenkrankheit) leiden. Man erkennt diese Krankheit an den vielen weißen Flecken am ganzen Körper, sie hat aber keinen Einfluss auf die Farbe der Haare und Augen. Vitiligo betrifft Millionen von Menschen auf der ganzen Welt und noch wissen die Forschenden nicht, wie sie entsteht und wie man sie heilt. Es ist ganz wichtig, keine Angst vor Menschen zu haben, die vielleicht etwas anders aussehen. Die weißen Flecken sind nicht ansteckend.

Unter der Epidermisschicht, in der Dermis, befinden sich Blutgefäße. Sie sind haardünn, weshalb wir sie **Kapillaren** nennen. Wenn wir frieren oder uns vor etwas fürchten, verengen sie sich und wir werden blass. Wenn jedoch die Sonne scheint und es heiß ist, wir Sport treiben oder laut lachen, weiten sich die Gefäße in unserer Haut und wir werden rot, weil mehr Blut durch sie hindurchfließt.

Aus den **Haarfollikeln** in der Haut wachsen die Haare. Schweißdrüsen produzieren Schweiß, der dem Körper hilft, sich an einem warmen Tag abzukühlen. Die Talgdrüsen stellen Talg her, der die Haut geschmeidig macht, aber leider insbesondere bei Jugendlichen häufig für Pickel im Gesicht verantwortlich ist. Hitze, Kälte, Brennen oder Schmerz wird von den **Nervenzellen** vermittelt, die

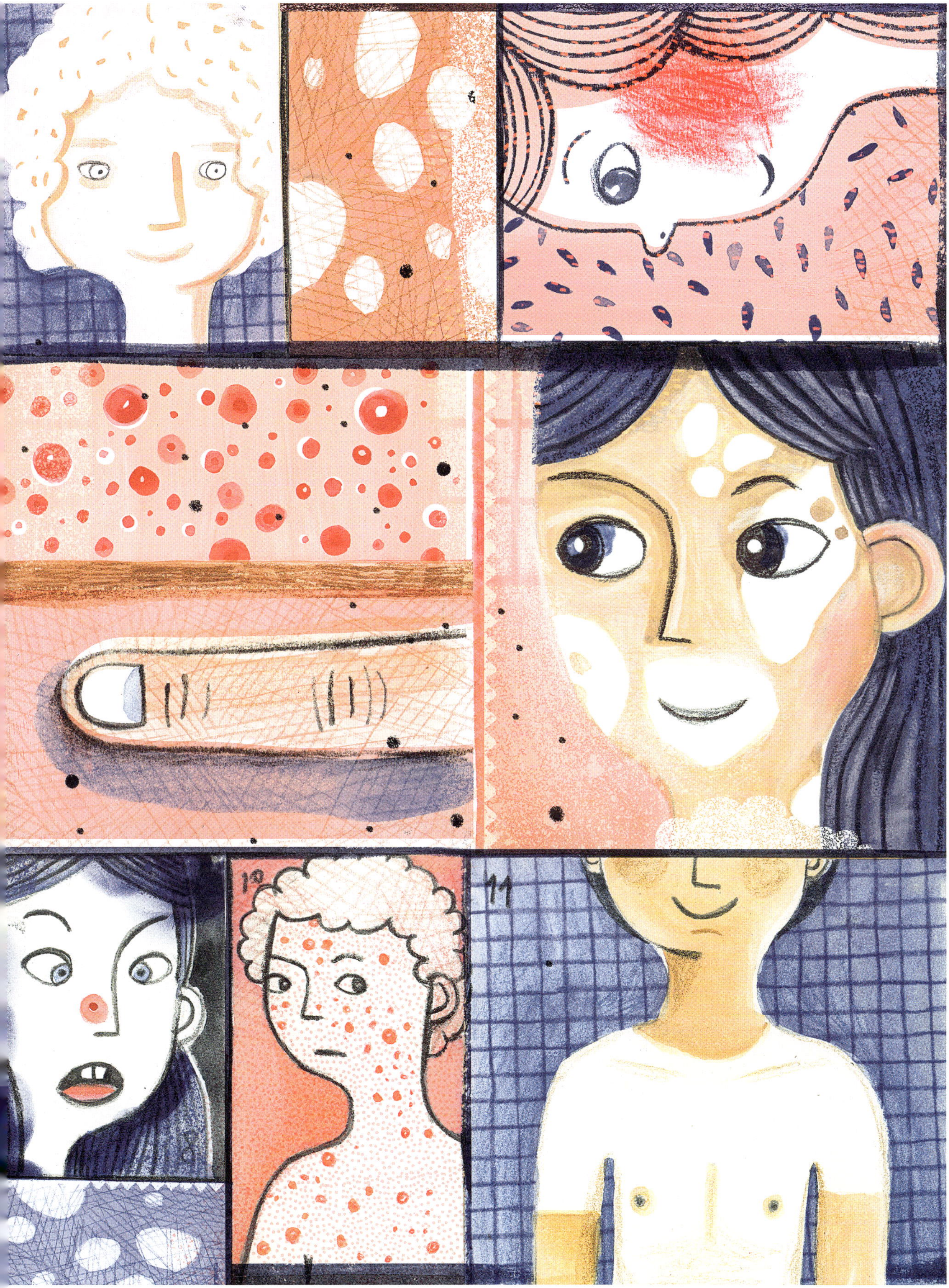
10
11

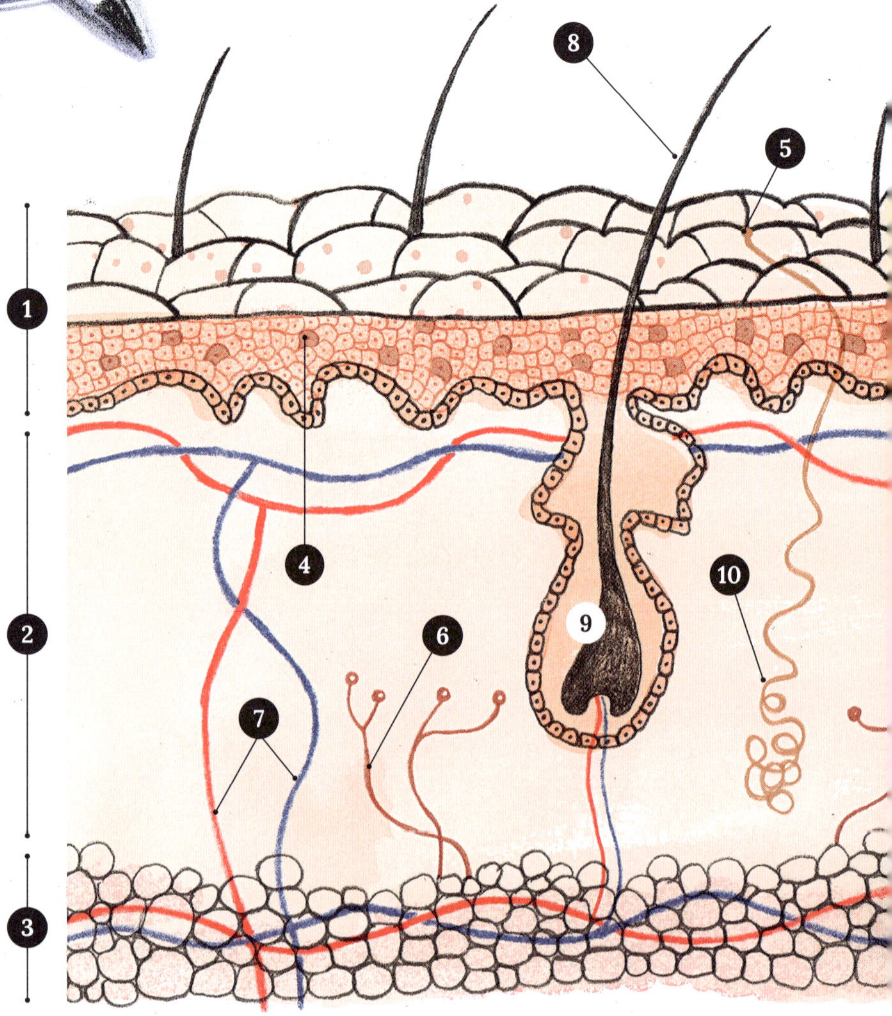

Hautstruktur

1. *Epidermis*, **2.** *Dermis*, **3.** *Unterhaut*, **4.** *Melanozyten*, **5.** *Poren*, **6.** *Nervenzellen*, **7.** *Blutgefäße (Kapillaren)*, **8.** *Haar*, **9.** *Haarfollikel*, **10.** *Schweißdrüse* sich in der Haut befinden. Sie leiten diese Signale über lange Ausstülpungen an das Gehirn, das Kontrollzentrum des Körpers, weiter. Außerdem ist die Haut als äußere Hülle des Körpers Angriffen von Bakterien oder Viren ausgesetzt. Solche potenziell gefährlichen Kontakte treten beispielsweise auf, wenn wir in einem schmutzigen See oder während der Blüte der Blaualgen („grüne" Bakterien, die giftige Substanzen absondern) im Meer baden oder wenn wir Türklinken an öffentlichen Orten berühren. Deshalb enthält die Haut zahlreiche **Zellen des Immunsystems,** die die erste Schutzbarriere für den gesamten Körper darstellen.

Man interessierte sich schon in der Antike für Hautkrankheiten, aber konnte nur wenig tun, außer die Symptome zu beobachten und zu beschreiben. Viele Infektionskrankheiten – wie die Pest und die Pocken – treten zuerst auf der Haut auf, daher war das Wissen darüber, wie man Veränderungen der Haut erkennt, sehr wertvoll. Die Entwicklung der Dermatologie, dem Teilgebiet der Medizin, das sich mit Hautkrankheiten befasst, erfolgte jedoch erst nach der Erfindung des Mikroskops im 17. Jahrhundert.

Es passiert häufig, dass die Haut als unsere natürliche Schutzbarriere, die verschiedenen Angriffen von außen ausgesetzt ist, krank wird. Sehr verbreitet sind Hautallergien gegen Kosmetika, Waschpulver und -mittel und eine übermäßige Empfindlichkeit gegenüber Sonnenlicht. Bei Hautproblemen gehen wir zu einer **Dermatologin** oder einem **Dermatologen,** die meistens Salben oder Cremes verschreiben. In manchen Fällen sollte zur gründlichen Untersuchung der Haut eine kleine Probe davon entnommen und unter dem Mikroskop untersucht werden.

Die Haut ist eines der vielen komplexen Elemente des menschlichen Körpers, denn sie besteht aus Zellen, die verschiedene Funktionen erfüllen und miteinander interagieren. Ähnlich verhält es sich mit dem Herz-Kreislauf-System, das das Blut im ganzen Körper verteilt, oder dem Verdauungssystem, das uns durch die Nahrungsverdauung Energie für die tägliche Aktivität liefert.

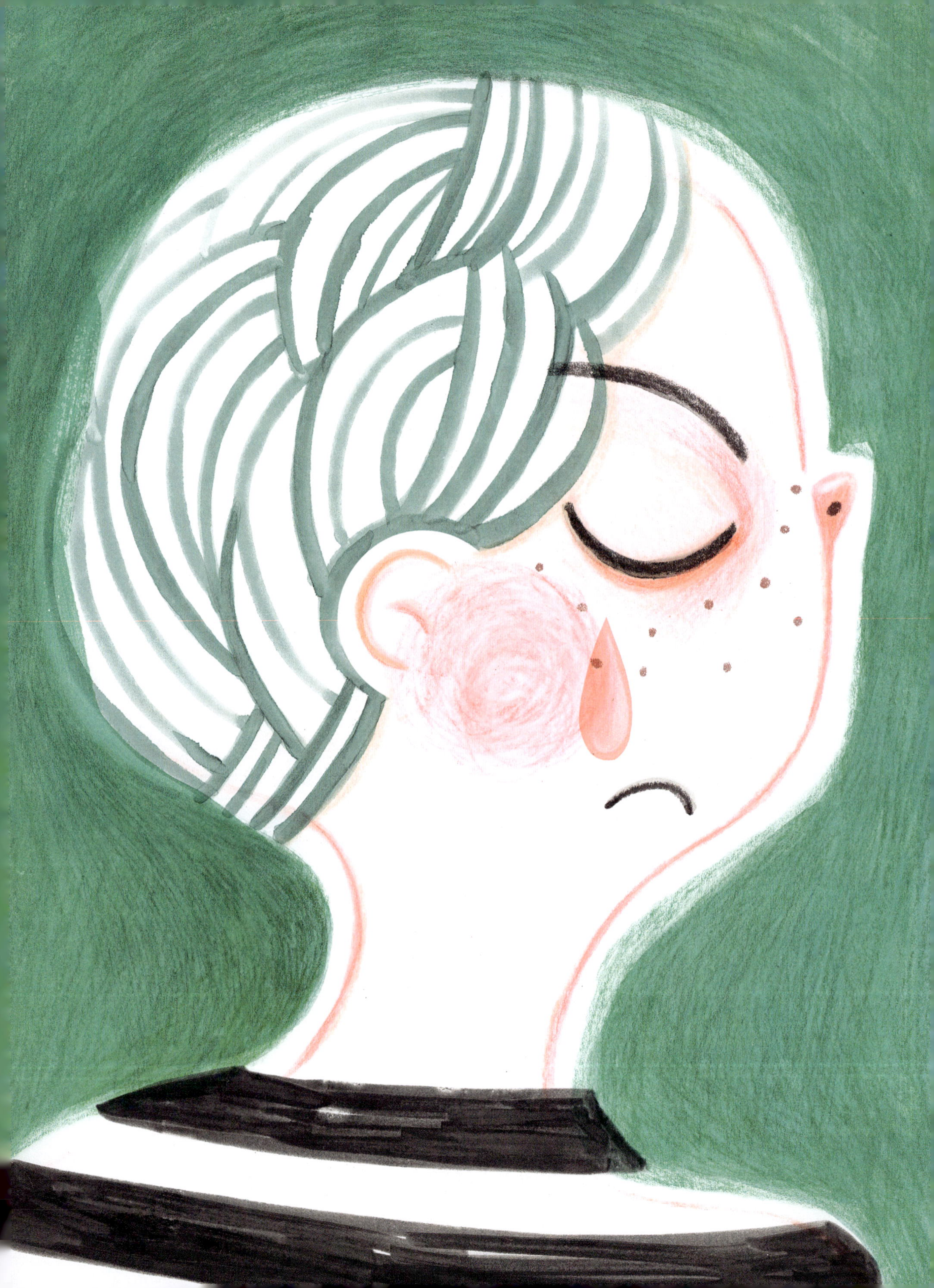

Kapitel III

Physiologie: Woher man weiß, warum etwas schmerzt

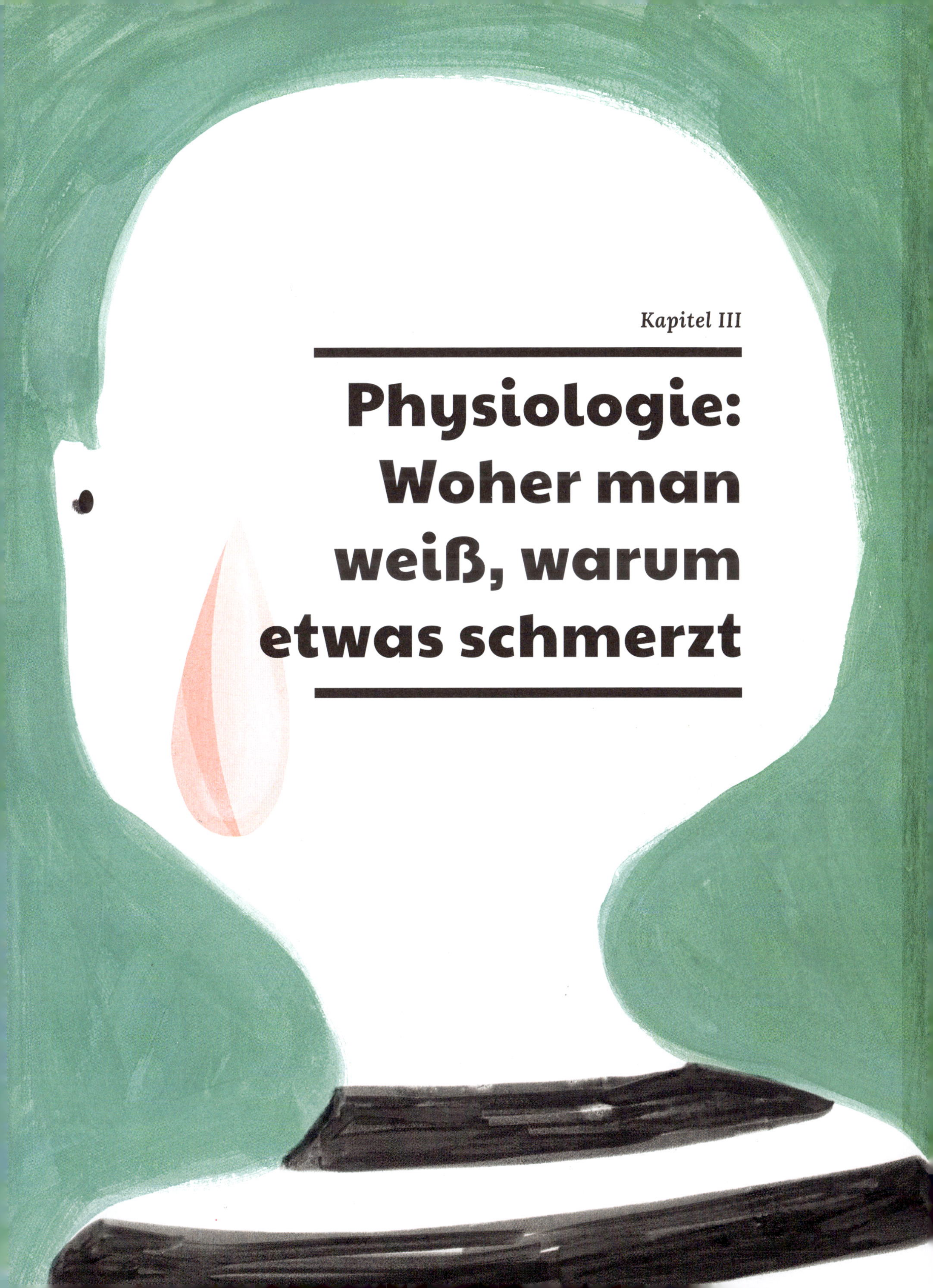

Physiologie

Jetzt wissen wir, wo sich im menschlichen Körper die einzelnen Organe befinden. Nun wollen wir auch ihre Funktion und Wirkungsweise kennenlernen. Wie ihr euch aus dem zweiten Kapitel erinnert, müssen alle Organe eng zusammenarbeiten, damit ein Mensch gesund ist. In der Physiologie geht es nicht nur darum zu wissen, wie der Körper funktioniert, sondern auch darum, wie man ihn im Fall einer Krankheit oder Verletzung repariert. Die im vorigen Kapitel beschriebenen Organe und Zellen sind die Bausteine des Organismus, dessen Hauptaufgabe es ist, bestimmte Funktionen zu erfüllen.

Das Gehirn – das Kontrollzentrum

Eines der wichtigsten Organe im menschlichen Körper ist das **Gehirn.** Es ist dafür verantwortlich, dass der gesamte Organismus funktioniert. Das Gehirn macht unsere täglichen Aktivitäten möglich, da es die Skelettmuskulatur steuert. Ihr könnt nur eine Matheaufgabe lösen, einen Aufsatz schreiben oder Computer spielen, weil euer Gehirn richtig funktioniert. Das Gehirn speichert auch Erinnerungen, sowohl die alten – wie die Abenteuer des letzten Sommers – als auch die neuen, also was es gestern zum Abendessen gab. Es ist in **zwei Hälften** unterteilt: die **rechte** und die **linke,** die unterschiedliche Prozesse steuern. Die Wissenschaft glaubt, dass die rechte Gehirnhälfte für abstraktes Denken, das heißt Formen, Farben und Geräusche, verantwortlich ist, während die linke Gehirnhälfte eher analytisch und für Sprache oder logisches Denken zuständig ist. Wissenschaftliche Untersuchungen haben auch gezeigt, dass die rechte Gehirnhälfte für die linke Seite unseres Körpers verantwortlich ist und die linke Gehirnhälfte für die rechte Seite.

Am unteren Hinterkopf befindet sich ein sehr wichtiger Teil des Gehirns – das **Kleinhirn.** Er kontrolliert das Gleichgewicht des Körpers und die Koordination der Muskeln, das heißt ihr Zusammenspiel. Bei jeder Bewegung ziehen sich einige Muskeln zusammen, andere entspannen sich, und das wird vom Kleinhirn gesteuert. Das geschieht ganz automatisch und unterbewusst. Wenn das Kleinhirn richtig funktioniert, können wir das Gleichgewicht halten, wenn wir auf einem Bein

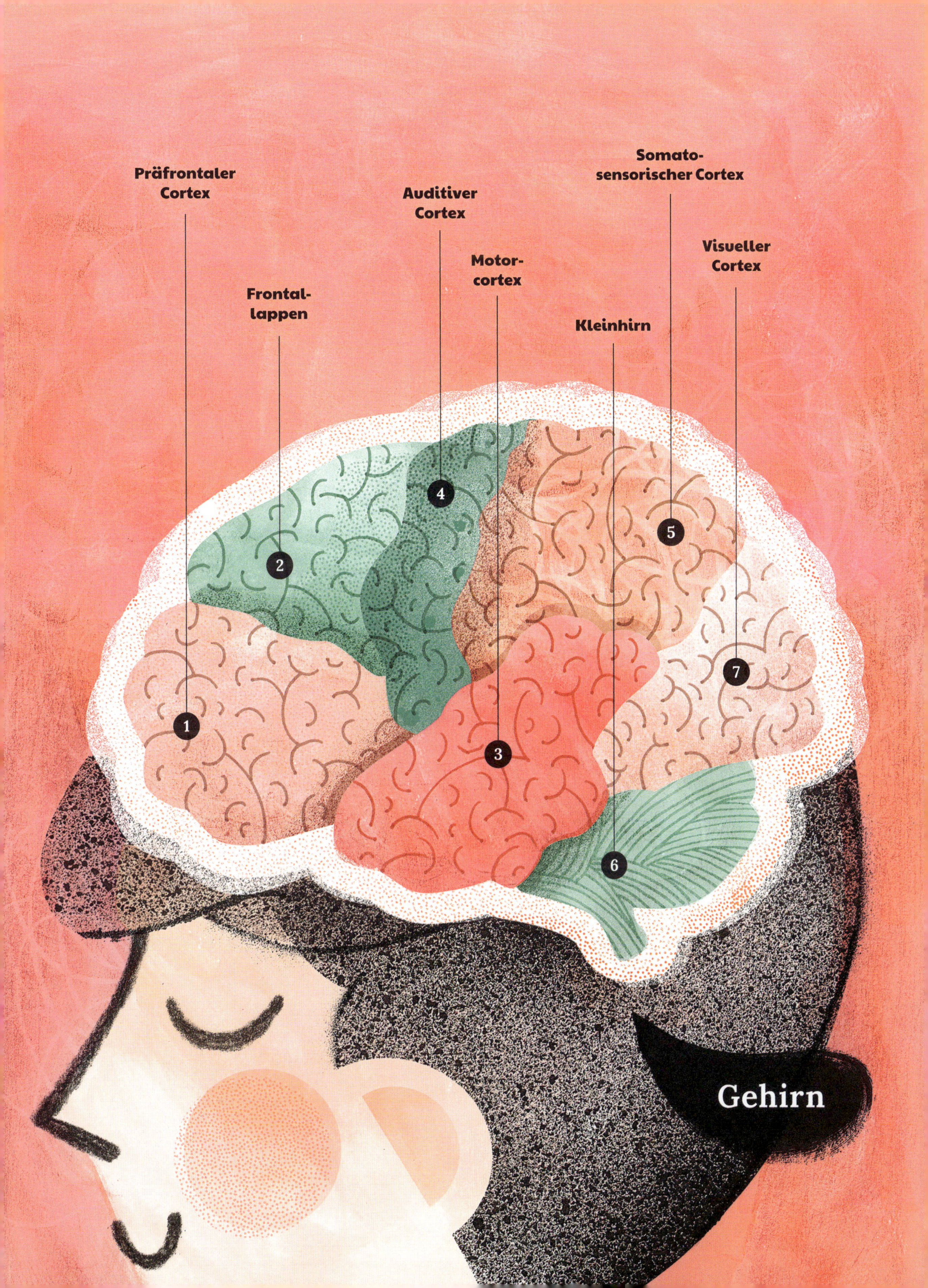
Präfrontaler Cortex
Frontal-lappen
Auditiver Cortex
Motor-cortex
Kleinhirn
Somato-sensorischer Cortex
Visueller Cortex
1
2
3
4
5
6
7
Gehirn

stehen, und unsere Bewegungen auf dem Skateboard oder auf Skiern kontrollieren. Ebenfalls sehr wichtig für das Gleichgewicht ist das **Labyrinth** im Ohr. Bei vielen Menschen funktioniert es falsch, wenn sie Auto fahren oder eine Schiffsreise unternehmen. Dann wird ihnen schwindelig oder übel, das nennt man **Reisekrankheit** oder Seekrankheit.

Neben vielen komplizierten Tätigkeiten steuert das Gehirn auch die lebensnotwendigen Grundtätigkeiten: Atmung, Herzschlag und Muskelbewegung, die unabhängig von unserem Bewusstsein funktionieren. Diesen Gehirnfunktionen ist es zu verdanken, dass unsere Atmung schneller geht und unser Herz schneller schlägt, wenn wir zum Bus rennen. Auch das passiert automatisch. Das Gehirn überwacht außerdem die Ausschüttung von **Hormonen.** Das sind spezielle Substanzen, die mit dem Blut transportiert werden und die Funktionen anderer Organe beeinflussen. Wachstumshormone zum Beispiel lassen Babys wachsen und mit ihnen all ihre inneren Organe. Hormone steuern auch die Zucker- und Wasserspeicher und deren Umwandlung in Energie in den Zellen – also den **Stoffwechsel.** Das Gehirn kommuniziert mit dem Körper über Hormone, aber auch über ein **Nervennetz,** das aus einem Gewirr von Nervenzellen besteht, die jeden Winkel des menschlichen Körpers erreichen. Es ist den Nervenenden zu verdanken, dass sich eure Hand automatisch von der Hitzequelle zurückzieht, wenn ihr euch mit heißem Tee verbrüht, und ihr die Tasse instinktiv auf den Boden fallen lasst. Durch die Übermittlung von bestimmten Informationen an das Gehirn wird der Bewegungsablauf gespeichert, und die Fahrt mit dem Fahrrad funktioniert schon viel besser. Und die Freude am Radfahren macht sich auch im Gehirn bemerkbar, denn dort wohnen auch die Gefühle: die Freuden und Leiden des Alltags.

Mit diesem komplexen Organ befassen sich mehrere medizinische Disziplinen. In der **Neurologie** wird die Funktionsfähigkeit der Nerven sowie ihrer Verbindungen überprüft und Erkrankungen des Nervensystems behandelt. **Neurochirurginnen** und **Neurochirurgen** führen Gehirnoperationen durch. **Psychiaterinnen** und **Psychiater** analysieren den emotionalen Zustand und behandeln psychische Erkrankungen wie die sehr häufige Depression. Dabei werden sie oft von **Psychologinnen** und **Psychologen** unterstützt, die keine medizinische Ausbildung haben und keine Medikamente verschreiben können, aber mit Patientinnen und Patienten arbeiten, mit ihnen sprechen und ihr Verhalten in verschiedenen Situationen untersuchen. Eine der Arbeitsmethoden der Psychiatrie und Psychologie ist die Psychoanalyse, begründet und in die Medizin eingeführt von dem Wiener Arzt **Sigmund Freud.**

SIGMUND FREUD

Österreichischer Neurologe jüdischer Abstammung, geboren am 6. Mai 1856 in Příbor (heute Tschechien), gestorben am 23. September 1939 in London. Begründer der Psychoanalyse, das heißt der Theorie über die Funktionsweise des menschlichen Geistes, die darauf basiert, dass man die Existenz des Unterbewusstseins annimmt. Die von Freud entwickelte Behandlungsmethode beruht darauf, die inneren Emotionen eines Menschen zu erkunden und mit ihm zu erarbeiten, wie man mit ihnen umgeht.

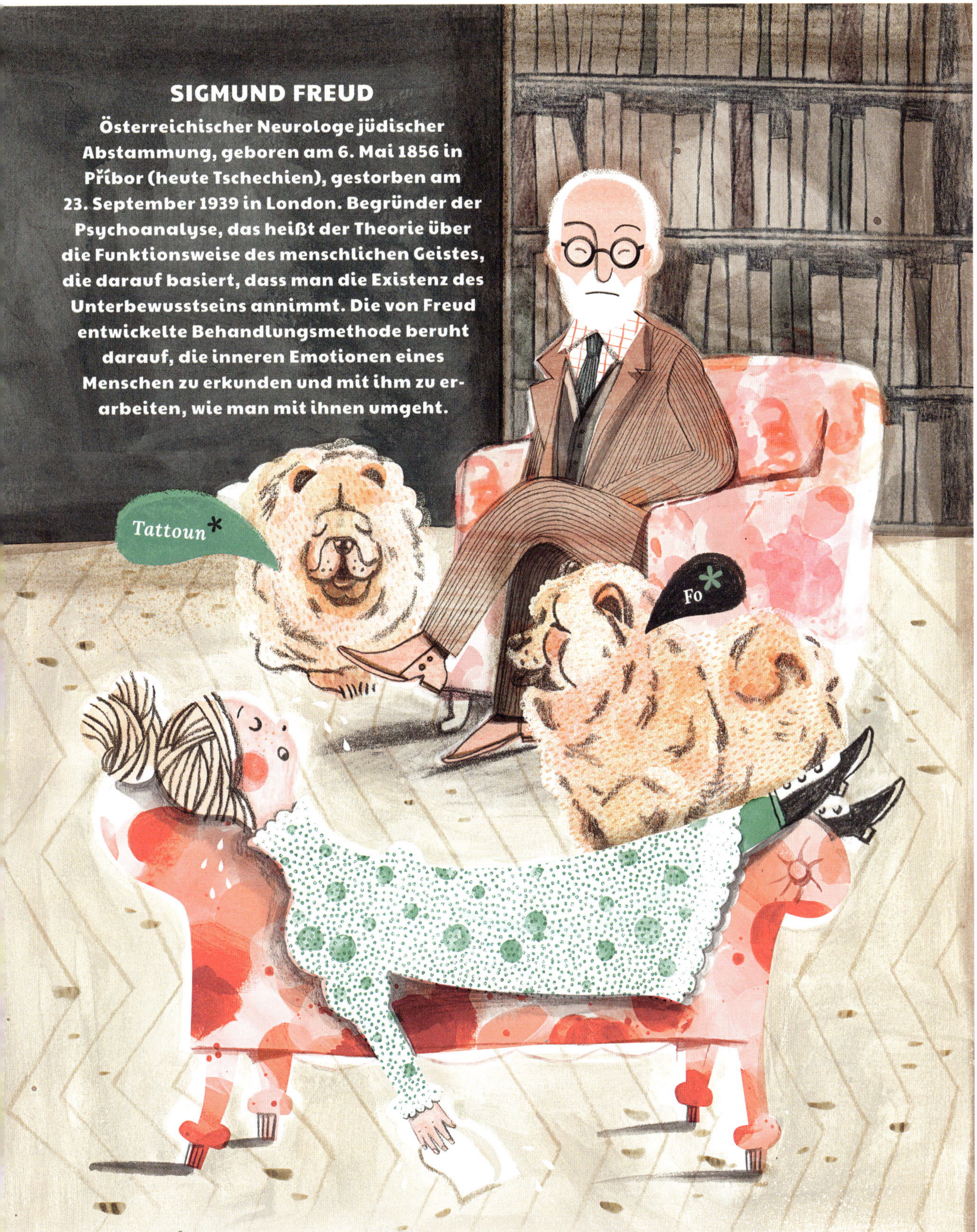

* *In den frühen 1920er-Jahren bekam Freud von seiner Tochter Anna und einem Patienten einen Chow-Chow geschenkt. Von diesem Zeitpunkt an war er ein großer Fan dieser Hunderasse. Die Hunde begleiteten ihn sogar während seiner Therapiesitzungen.*

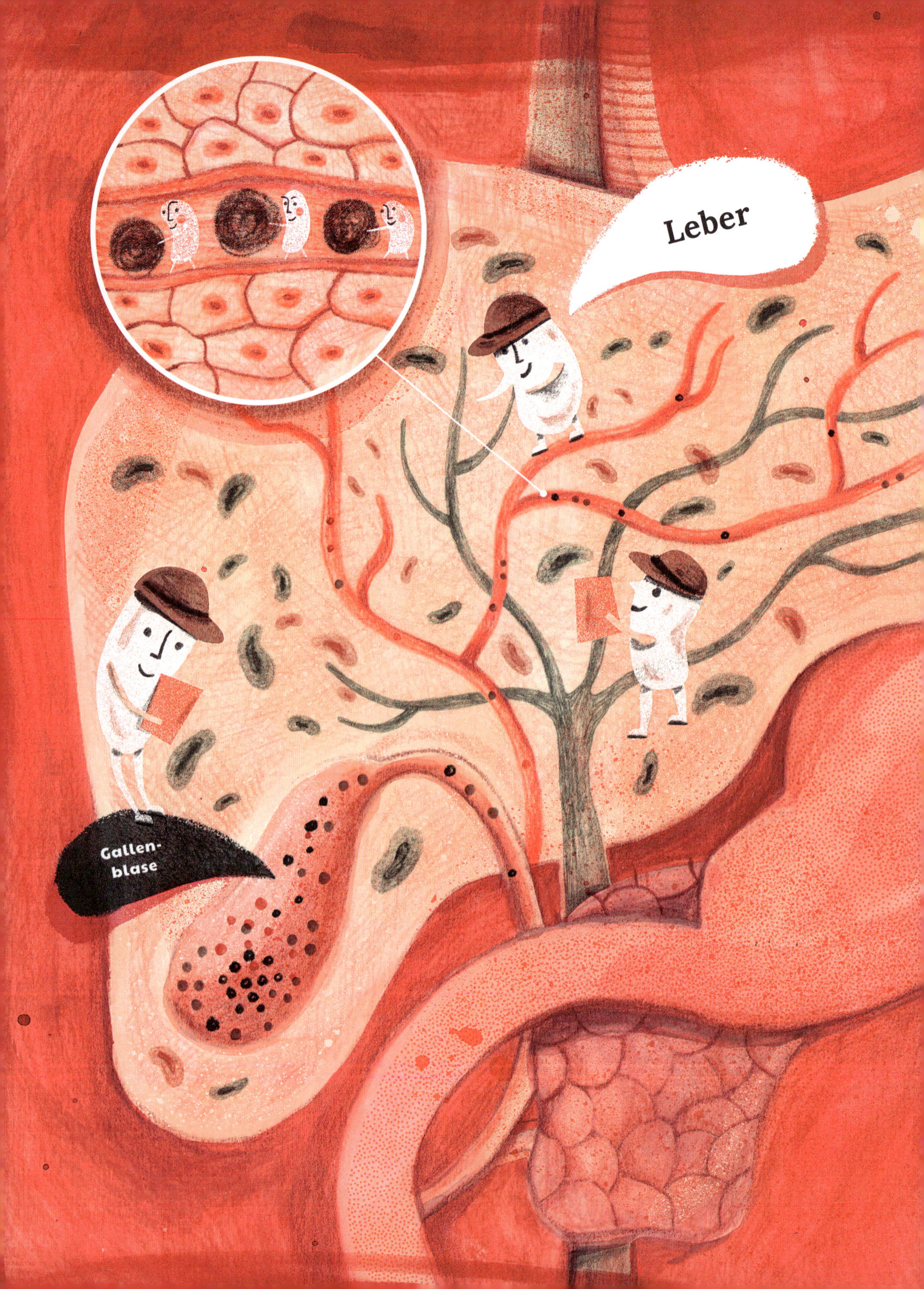
Leber
Gallen-
blase

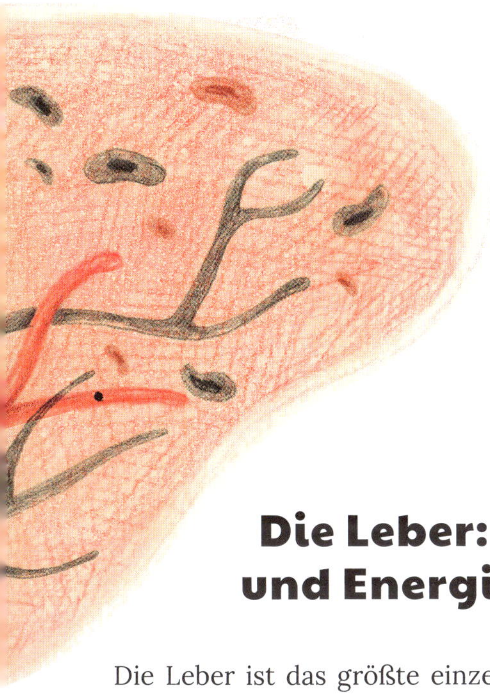

Die Leber: Schutz gegen Giftstoffe und Energiespeicher

Die Leber ist das größte einzelne Organ im menschlichen Körper. Sie hat viele Funktionen, aber drei davon sind besonders wichtig: Die Leber reinigt das Blut von schädlichen und giftigen Stoffen, produziert Verdauungsenzyme wie Galle, die die Fettverdauung unterstützt, und speichert die Energie aus der Nahrung.

Weil die Leber so wichtig für das reibungslose Funktionieren des gesamten Organismus ist, gibt es auch für sie spezialisierte Fachleute, die **Hepatologinnen** und **Hepatologen**. In Deutschland ist die Hepatologie jedoch nicht als eigenständiges medizinisches Fachgebiet anerkannt, daher werden Lebererkrankungen innerhalb der **Gastroenterologie** behandelt. Hier befasst man sich mit Erkrankungen des Verdauungssystems: Magen, Darm, Speiseröhre, Leber, Gallenwege und Bauchspeicheldrüse. Sie behandelt nicht nur Verdauungsbeschwerden wie Sodbrennen, Magengeschwür, Zwölffingerdarmgeschwür oder Verdauungsstörungen, sondern auch Krebs und chronische Darmentzündungen.

Die Leber fungiert als Filter. Sie fängt **Toxine** aus dem Blut auf. Das sind giftige Stoffe, die der Körper manchmal selbst produziert, die häufiger aber von außen kommen, zum Beispiel durch Essen und Trinken. Eines dieser Gifte ist **Alkohol.** Wenn Erwachsene Wein oder Bier trinken, gelangt Alkohol aus dem Verdauungssystem ins Blut und dann in die Leber. Dort wird er von speziellen Zellen aufgefangen und unschädlich gemacht, damit er den restlichen Organismus nicht gefährdet.

Zu viel Alkohol kann die Leber jedoch schädigen, weshalb Alkoholikerinnen und Alkoholiker oft ernsthafte Probleme mit diesem Organ haben.

Die Leber fängt außerdem wertvolle Stoffe auf, wie Vitamine oder Mineralstoffe, die in der Nahrung enthalten sind. Sie filtert sie aus dem Blut, das direkt aus dem Verdauungssystem kommt. Dann verarbeitet sie die notwendigen Substanzen, damit sie anderen Zellen im Körper zur Verfügung stehen, und entfernt unnötige und giftige Stoffe, die wir dann mit dem Urin und dem Kot ausscheiden.

Durch die Produktion von Galle unterstützt die Leber die Verdauungsprozesse. Die Galle wird in der Gallenblase gespeichert, von wo aus sie in den Darm gelangt und dort bei der Verdauung und Aufnahme von Fetten hilft, die insbesondere in tierischen Produkten wie Fleisch und Käse enthalten sind.

Schließlich speichert die Leber auch den Zucker aus der Nahrung. Verschiedene Zuckerarten, die in Brot, Obst und Süßigkeiten enthalten sind, werden im Verdauungssystem in die einfachste Form umgewandelt. Diese **Glukosemoleküle** sind für Zellen, die daraus Energie gewinnen, leicht zugänglich. Der Überschuss wird in der Leber als **Glykogen** gespeichert. Glykogen ist ein umfangreiches Molekül, das einem verzweigten Baum mit einzelnen Glukose-„Zweigen" ähnelt. Es ist unser Zuckerlager für schlechte Zeiten. Wenn wir Energie brauchen, wird die Glukose vom Glykogen abgespalten, gelangt ins Blut und dann in die Zellen.

Die Leber hat noch viele weitere Funktionen: Sie produziert Stoffe, die bei Schnittverletzungen oder Blutungen zur Blutgerinnung beitragen, ist an der Bildung des Zellbausteins Cholesterin beteiligt und ermöglicht die Wirkung von Medikamenten. Es ist die Leber, die den Wirkstoff gegen Kopfschmerzen in der Schmerztablette freisetzt.

Die Leber hat aufgrund ihres enormen Einflusses auf den gesamten Organismus eine sehr große **Regenerationsfähigkeit** (das heißt, sie kann sich erholen). Das Organ erkrankt manchmal wegen Schäden, die zum Beispiel durch Alkohol verursacht werden. Manchmal ist die Leber dann so geschädigt, dass die Chirurgin oder der Chirurg den zerstörten Teil entfernen muss. Aber weil Leberzellen sehr gut heilen und in großem Umfang zur Verfügung stehen, kann das Organ seine Funktion schnell wieder aufnehmen. Leider haben andere lebenswichtige Organe wie das Herz und die Lunge diese Fähigkeiten nicht. Es kann aber auch vorkommen, dass der Schaden so groß und wiederkehrend ist, dass sich die Struktur des Organs verändert. Dann kann sich die Leber nicht mehr regenerieren und ihre Funktion im Körper nicht mehr erfüllen. Wir sprechen dann von einer **Leberzirrhose.**

CHOLESTEROL

Cholesterin ist ein Fett, das in der Leber produziert wird, aber es kommt auch in vielen Lebensmitteln wie Fleisch, Fisch, Eiern, Butter, Käse und Milch vor. In Obst, Gemüse oder Getreide ist es nicht vorhanden.

In jeder Zelle unseres Körpers gibt es Cholesterin. Es ist ein wichtiger Teil der Zellmembran, der Hülle einer jeden Zelle. Es ist für das Funktionieren des Gehirns, der Haut und anderer Organe notwendig, doch eine übermäßige Cholesterinaufnahme ist gesundheitsschädlich. Das Cholesterin in eurem Blut kann an den Wänden eurer Blutgefäße kleben bleiben. Dadurch verlieren die Gefäße ihre Elastizität, verengen sich und verstopfen sogar. Eine Verstopfung der Blutgefäße kann zu einem **HERZINFARKT** oder **SCHLAGANFALL** führen.

Eine falsche Ernährung trägt zur übermäßigen Ansammlung von Cholesterin bei. Die Ärzte überprüfen die Menge im Blut dann mit einem einfachen Labortest.

Damit es sich besser bewegen kann, verbindet sich das Cholesterin mit speziellen Trägerstoffen und bildet mit ihnen Moleküle, die **LIPOPROTEINE** genannt werden. Es gibt zwei Haupttypen von Lipoproteinen:

- **LDL** (Lipoprotein niegriger Dichte), allgemein bekannt als „schlechtes Cholesterin", das Cholesterin aus der Leber in den Blutkreislauf transportiert, wo es die Blutgefäße verstopfen kann.
- **HDL** (Lipoprotein hoher Dichte), allgemein bekannt als „gutes Cholesterin", das Cholesterin aus dem Blut in die Leber transportiert, wo es abgebaut wird.

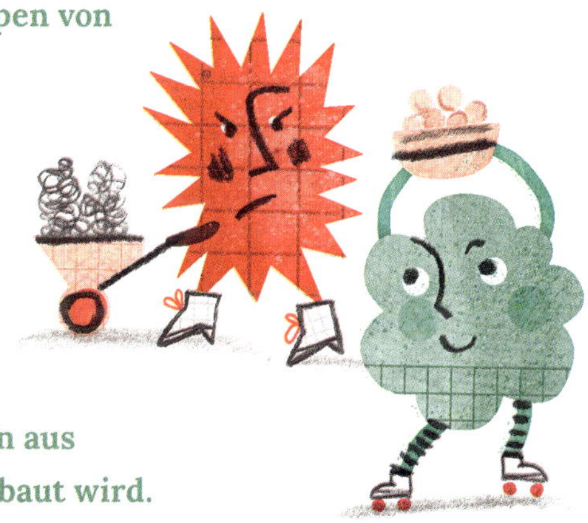

Ein paar einfache Regeln reichen aus, damit euer Cholesterinspiegel normal bleibt. Vor allem solltet ihr euch gesund ernähren, das heißt viel Gemüse und Obst essen, und sich bei Süßigkeiten und Getränken mit viel Zucker (wie Limonaden und einige Säfte) zurückhalten. Außerdem muss man viel Sport treiben!

Die Bauchspeicheldrüse: Zuckerkontrolle

Ein weiteres wichtiges inneres Organ ist die Bauchspeicheldrüse. Sie ist eng mit dem Verdauungssystem verbunden. Damit die Nährstoffe aus der Nahrung vom Körper verwertet werden können, müssen sie zunächst im Magen und im Darm verdaut werden. Dabei helfen **Verdauungsenzyme,** die in der Bauchspeicheldrüse produziert werden. Die zweite wichtige Funktion des Organs ist die Ausschüttung von Hormonen, wie Insulin und Glukagon. Diese erhalten den richtigen Blutzuckerspiegel im menschlichen Blut aufrecht.

Diabetes, auch Zuckerkrankheit genannt, ist eine häufige chronische Erkrankung, die mit einem anormalen Blutzuckerspiegel (Glukosespiegel) einhergeht. Typ-2-Diabetes ist die häufigste der verschiedenen Arten, die normalerweise Erwachsene und fettleibige Menschen betrifft. Ein zu hoher Zuckerspiegel kann verschiedene Organe schädigen, wie Augen und Nieren. Die häufigsten Ursachen für Typ-2-Diabetes sind Übergewicht und die meist dafür verantwortliche schlechte Ernährung mit zu wenig Gemüse und Obst sowie viel Fett und Süßigkeiten. Zudem wird die Entstehung von Diabetes durch Bewegungsmangel begünstigt.

Die zweithäufigste Form von Diabetes ist der Typ-1-Diabetes, der meist Kinder und Jugendliche betrifft. Er wird durch die körpereigene Zerstörung von Zellen in der Bauchspeicheldrüse verursacht, die für die Produktion von **Insulin** verantwortlich sind, dem Hormon, das den Blutzuckerspiegel reguliert.

Nach dem Mittagessen zum Beispiel steigt unser Blutzucker an. Das signalisiert der Bauchspeicheldrüse, dass sie Insulin benötigt, was dazu führt, dass Glukose von den Zellen aufgenommen wird und der Blutzuckerspiegel sinkt. Bei Menschen mit Diabetes wird zu wenig Insulin ausgeschüttet oder die Zellen reagieren nicht darauf, und statt dorthin zu gelangen, verbleibt die Glukose im Blut (Insulinresistenz).

Bei dem Typ-2-Diabetes spielen Ernährung und körperliche Aktivität eine wichtige Rolle in der Therapie. Reicht das nicht, werden blutzuckerregulierende Medikamente und als letztes Mittel Insulininjektionen eingesetzt. Bei Typ-1-Diabetes ist die Insulintherapie die einzig wirksame Behandlung. Zum Glück kann sich jemand, der Diabetes hat, selbst Insulin spritzen. Das ist keine ideale Lösung und erfordert Selbstdisziplin, aber es macht das Leben einfacher und verhindert die Nebenwirkungen, die durch zu viel Zucker im Blut verursacht werden. Menschen mit Diabetes nennt man **Diabetiker** bzw. **Diabetikerinnen.** Sie sollten regelmäßig ihren Blutzuckerspiegel messen, um zu wissen, ob die Behandlung wirksam ist und welche Insulindosis gebraucht wird. Zur Messung wird ein kleines tragbares Gerät verwendet, ein **Glukometer.** Mit einem Piks wird ein Tropfen Blut aus der Fingerspitze entnommen und auf einem speziellen Streifen ins Messgerät geleitet. Das Ergebnis kann man sofort sehen. So weiß man, ob Insulin gespritzt werden soll oder ob der Blutzuckerspiegel in Ordnung ist.

Die Geschichte der Diabetesbehandlung ist ein perfektes Beispiel für die technologischen Fortschritte in der Molekularbiologie im letzten Jahrhundert. Anfang des 20. Jahrhunderts wurden die ersten Versuche zur Bekämpfung dieser Krankheit mit Insulin aus der Bauchspeicheldrüse von Tieren versucht. Die Gewinnung des Hormons war sehr kompliziert, weshalb die Forschenden große Hoffnungen auf künstliches Insulin setzten. Die Herstellung eines solchen Hormons wurde erst in der zweiten Hälfte des 20. Jahrhunderts möglich. Allerdings erwies sich diese Methode als kostspielig und unvollkommen. Forschende entschieden sich daher, menschliches Insulin gentechnisch in den Zellen von Bakterien und Bäckerhefe herzustellen. So wurde Insulin das erste **gentechnisch** hergestellte Medikament. Derzeit wird es mit dieser Methode in großem Maßstab produziert und von Patientinnen und Patienten auf der ganzen Welt verwendet.

DIABETOLOGIE

Diabetologinnen und Diabetologen sind auf die Behandlung von Diabetes spezialisiert. Das ist eine chronische Krankheit und die Behandlung ist langwierig und kompliziert. In der Diabetologie befasst man sich sowohl mit der Behandlung der Krankheit als auch mit den daraus resultierenden Komplikationen.

Man überprüft planmäßig die Konzentration von GLUKOSE im Blut der Patientinnen und Patienten. Das ist sehr wichtig für die Auswahl der Medikamente. Die Behandelnden müssen deren Ernährungsgewohnheiten und Lebensstil genau kennen, da sie einen großen Einfluss auf die Wirksamkeit der Behandlung haben. Die Diabetikerinnen und Diabetiker erhalten wichtige Informationen über die Wirkung und Dosierung der Medikamente und über Zusammenhang zwischen Lebensstil und Diabetes. Behandlungsfortschritte werden kontrolliert und die Therapie laufend angepasst.

Chirurgie

Nicht alle Krankheiten, die Fehlfunktionen im Körper verursachen, können mit Medikamenten behandelt werden. Eines der ältesten und am weitesten entwickelten Gebiete der Medizin ist die **Chirurgie.** Es kommt nicht selten vor, dass eine Ärztin oder ein Arzt, um eine Krankheit zu bekämpfen, in eine Person hineinschauen und sie „von innen" reparieren muss. Das Wort „Chirurgie" stammt aus dem Griechischen und bedeutet wörtlich Handwerk. In der Antike zählte sie zur Medizin, doch war es viele Jahrhunderte lang nicht üblich, dass Ärzte den menschlichen Körper aufschnitten. Das taten Menschen mit einer handwerklichen Ausbildung, wie Barbiere. Bis zum 19. Jahrhundert bildeten die Universitäten keine Studierenden mit chirurgischer Spezialisierung aus.

Schon im alten Ägypten wurden Methoden zur Behandlung schwerer Wunden mit Baumwoll- oder Leinenbinden und Leinenverbänden entwickelt. Die Verletzungen wurden mit pflanzlichen Arzneimitteln, die entzündungshemmende Eigenschaften hatten, versorgt, um Infektionen vorzubeugen. Die schnellste Entwicklung der Chirurgie erfolgte in der Antike dank der bedeutenden griechischen und römischen Ärzte. Hippokrates beschrieb in seinen Büchern viele Techniken der chirurgischen Behandlung von Verletzungen und einfache Eingriffe. Noch heute gilt: „Brüche und Verrenkungen richten, Abszesse aufschneiden, Fremdkörper entfernen und angeborene Anomalien korrigieren."

Im alten Indien entwickelte sich die ayurvedische Medizin. Anders als sonst in der Alternativmedizin wurden hier auch chirurgische Eingriffe vorgenommen. Man verwendete eine große Anzahl von chirurgischen Instrumenten und bis zu 700 Heilkräutern, außerdem empfahl man körperliche Bewegung und eine gesunde Lebensweise. Besonders beliebt war die plastische Chirurgie, die es ermöglichte, Narben zu entfernen, die durch Strafen für verschiedene Arten von Verbrechen entstanden waren. Außerdem wurden erfolgreich Tumoren, Zysten und Harnblasensteine entfernt. In einer umfangreichen Abhandlung, die dem indischen Arzt Sushruta zugeschrieben wird (er führte als einer der Ersten eine Autopsie durch und beschrieb die menschliche Anatomie), findet man auch Hinweise auf so komplizierte Eingriffe wie Augapfeltransplantation, Prothesenversorgung, Kaiserschnitt und sogar Gehirnoperationen.

In Europa bekam die Chirurgie im 11. und 12. Jahrhundert in Salerno bei Neapel einen Aufschwung, als man dort Ritter behandelte, die von den Kreuzzügen zurückkehrten. Zur weiteren Entwicklung der Chirurgie trugen viele wissenschaftliche Zentren bei, die berühmte Universitäten hervorbrachten: in Italien (Padua, Bologna), Frankreich (Montpellier, Paris), Spanien (Salamanca) und England (Oxford, Cambridge).

Ambroise Paré, Autor vieler wissenschaftlicher Arbeiten, Erfinder der Arterienklemme (zum Abklemmen von Blutgefäßen) und vieler innovativer Behandlungsmethoden, gilt als der herausragendste Chirurg der Renaissance.

Begründer der modernen Kehlkopf-, Speiseröhren- und Bauchhöhlenchirurgie war **Theodor Billroth,** der im 19. Jahrhundert lebte und ein chirurgisches Lehrbuch schrieb. Sogar Magenoperationen (Billroth-I-Resektion und Billroth-II-Resektion) wurden nach ihm benannt.

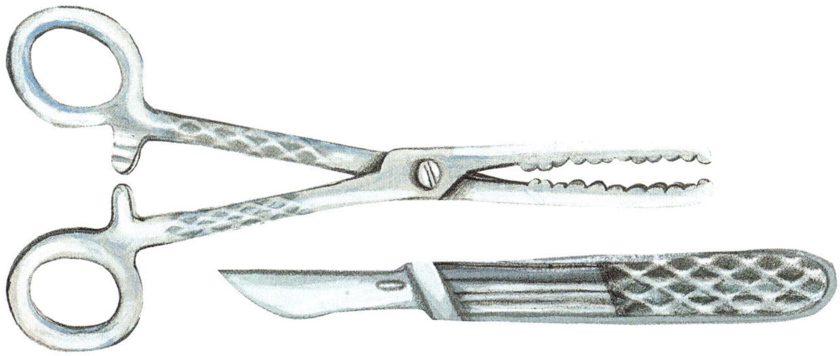

Chirurgische Werkzeuge

In der Antike und im Mittelalter wurden die ersten einfachen Operationen mit chirurgischen Instrumenten aus Knochen, Steinen, Metall oder Holz durchgeführt. Leider sind heute nur wenige davon erhalten und zu den Beschreibungen in den alten Büchern gibt es keine Zeichnungen, die uns helfen würden, uns ein Bild von diesen Werkzeugen zu machen.

Derzeit ist das grundlegende chirurgische Werkzeug das Skalpell, also ein kleines, aber sehr scharfes Messer, mit dem der Arzt und die Ärztin Haut und Muskeln präzise schneiden können. Bei Operationen werden auch viele Arten von Scheren, Haken, Zangen und Pinzetten eingesetzt. Die meisten von ihnen sind entweder Einwegartikel oder sie bestehen aus Materialien, die bei hoher Temperatur und hohem Druck sterilisiert werden können.

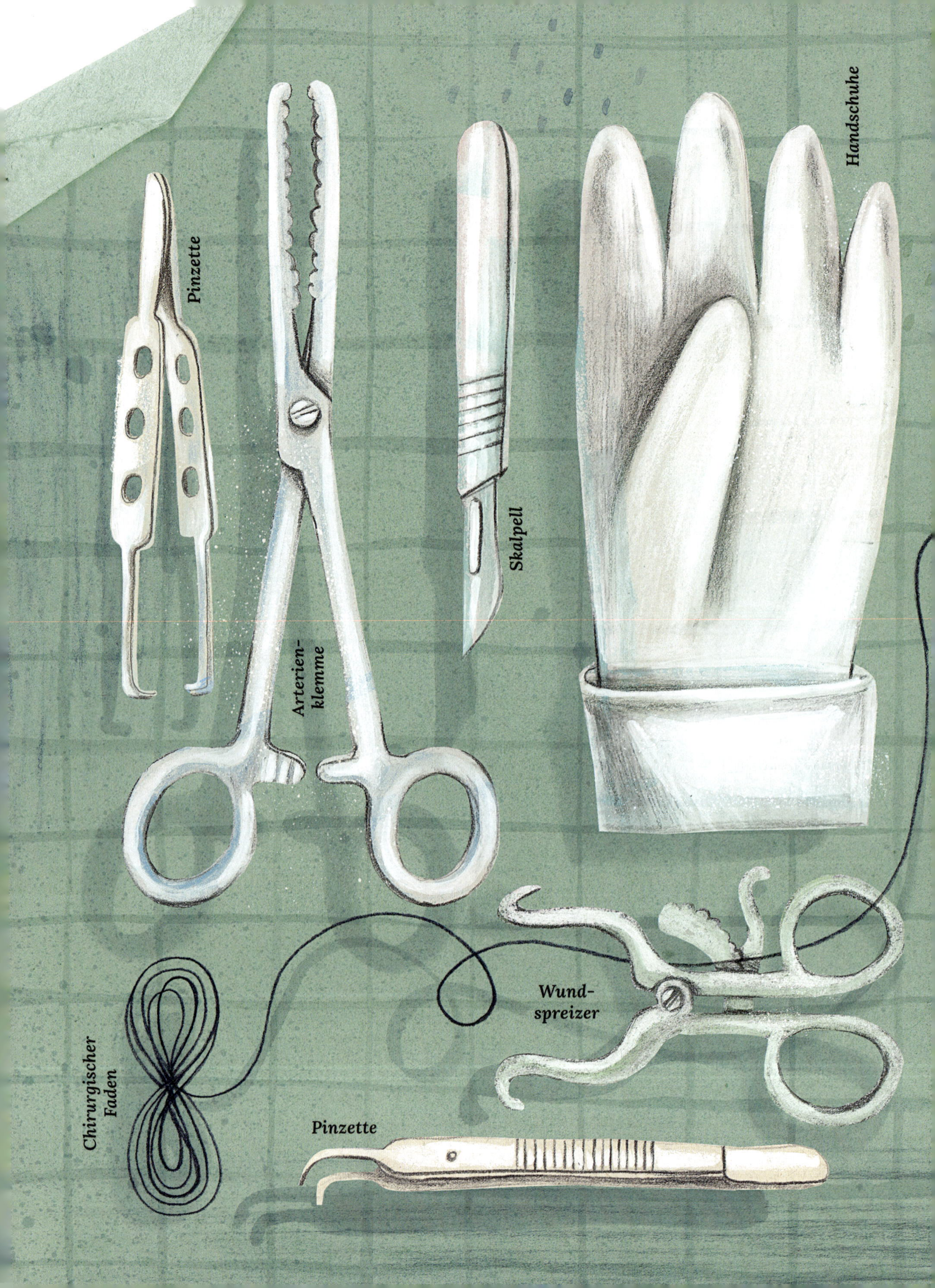
Pinzette
Arterien-
klemme
Skalpell
Handschuhe
Wund-
spreizer
Chirurgischer
Faden
Pinzette

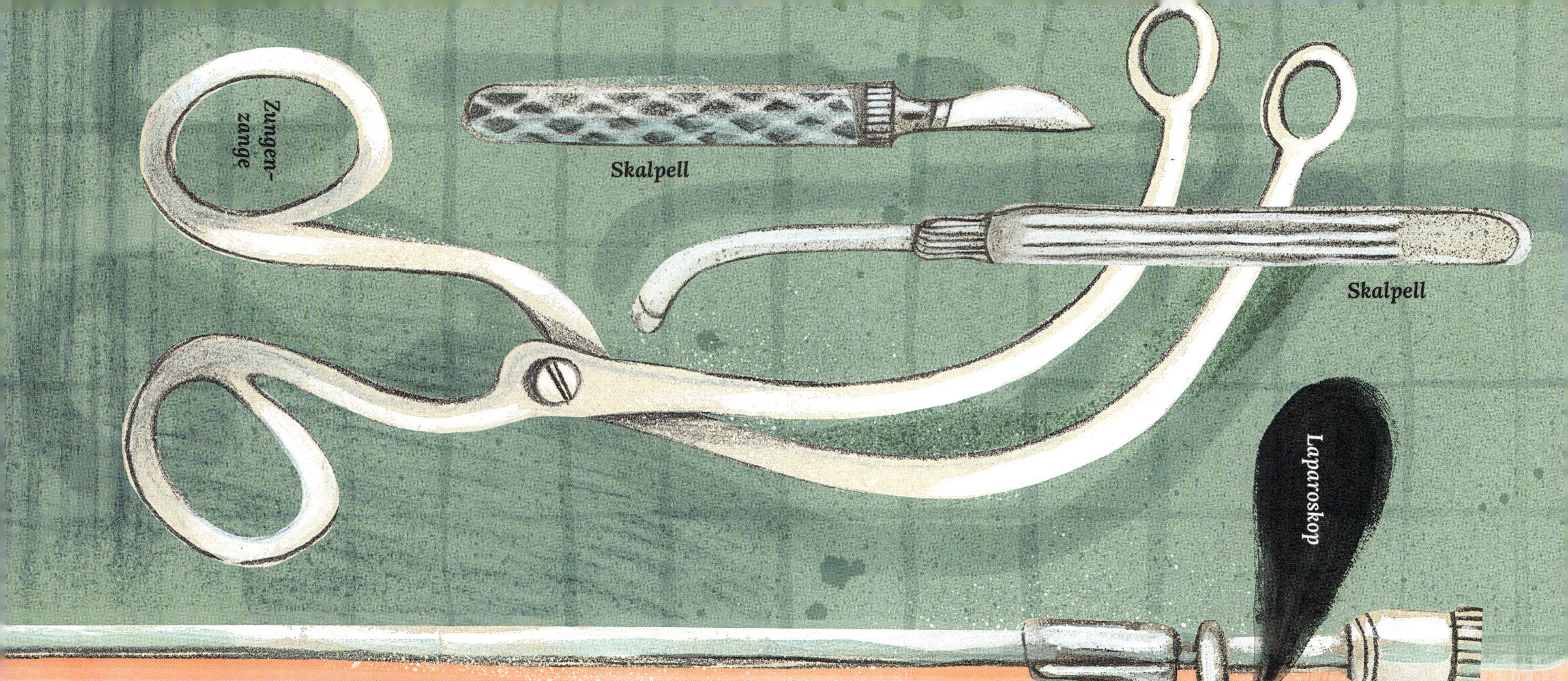

LAPAROSKOPIE

Einige Eingriffe können mit einem modernen Werkzeug durchgeführt werden – dem Laparoskop. Das sind röhrenförmige Instrumente, die mit einem Teleskop, einer kleinen Kamera und einem Lämpchen ausgestattet sind. Man verwendet sie, um Eingriffe im Bauch eines Patienten durchzuführen. Nachdem der Chirurg kleine (etwa einen Zentimeter lange) Schnitte vorgenommen und die Röhren oder Schläuche in den Körper eingeführt hat, sieht er auf einem Monitor das Bild und kann es sogar vergrößern.

Kampf gegen den Schmerz

Bis zum 19. Jahrhundert gab es keine wirksamen Mittel, um Schmerzen nach Operationen zu lindern oder ihnen vorzubeugen. Daher war der Fortschritt in der Chirurgie in hohem Maße abhängig von der Entwicklung der **Anästhesiologie,** dem medizinischen Fachgebiet, dessen Aufgabe die Vorbereitung der Patientin oder des Patienten auf die Operation und die Betäubung ist.

Vor etwa 500 Jahren begannen die Menschen, sogenannte Betäubungsschwämme zu verwenden. Diese wurden in einen Sud aus Kräutern getaucht und dann der Patientin oder dem Patienten unter die Nase gehalten, woraufhin diese einschliefen. Diese Praxis war jedoch nicht üblich und die meisten Behandlungen blieben schmerzhaft. Aus diesem Grund befanden sich die Operationssäle in den Krankenhäusern des 19. Jahrhunderts in den obersten Stockwerken der Gebäude, getrennt durch eine dicke Decke und schwere Türen, die die Schreie der Operierten dämpften. Manchmal gab es zusätzlich eine große Glocke vor der Tür, deren Klang die Leidensgeräusche aus dem Operationssaal übertönen sollte. Damals glaubte man, dass vor allem ein schneller Chirurg ein guter Chirurg sei.

Die Erfindung des **Äthers** sollte die Situation ändern. Im 16. Jahrhundert erhielt Valerius Cordus – ein deutscher Arzt, Chemiker und Botaniker – durch Versuche eine Substanz, die er „süßes Vitriol" nannte, doch konnte er ihre Eigenschaften noch nicht nutzen. Erst Ende des 18. Jahrhunderts wurde der Stoff durch den Londoner Apotheker August Sigmund Frobenius wiederentdeckt, der ihm den Namen „Äther" gab. Der erste Artikel über die einschläfernde und betäubende Wirkung von Äther wurde 1818 von Michael Faraday, einem englischen Physiker und Chemiker, veröffentlicht. Aber erst der amerikanische Zahnarzt William Morton führte 1846 die erste Behandlung unter Äthernarkose durch. Ein weiteres Anästhetikum, das ebenfalls erstmals in den Vereinigten Staaten verwendet wurde, war Distickstoffmonoxid, das sogenannte **Lachgas.** Seine Wirkung wurde demonstriert, während man einem Patienten einen Zahn zog. Operationen waren im 19. Jahrhundert eher selten. Große Erfolge feierte Lachgas dann vor allem bei sogenannten Lachgaspartys.

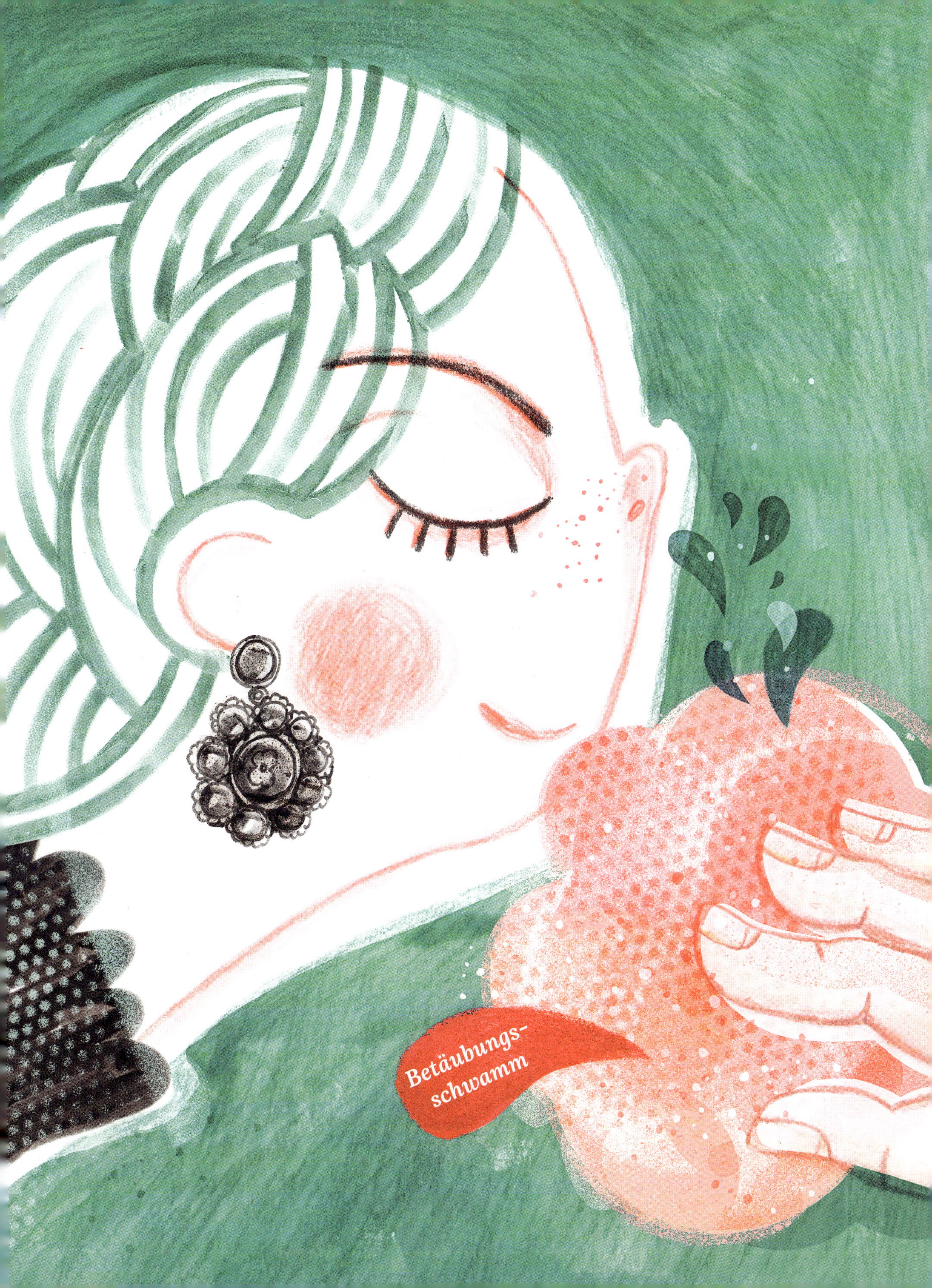
Betäubungs-
schwamm

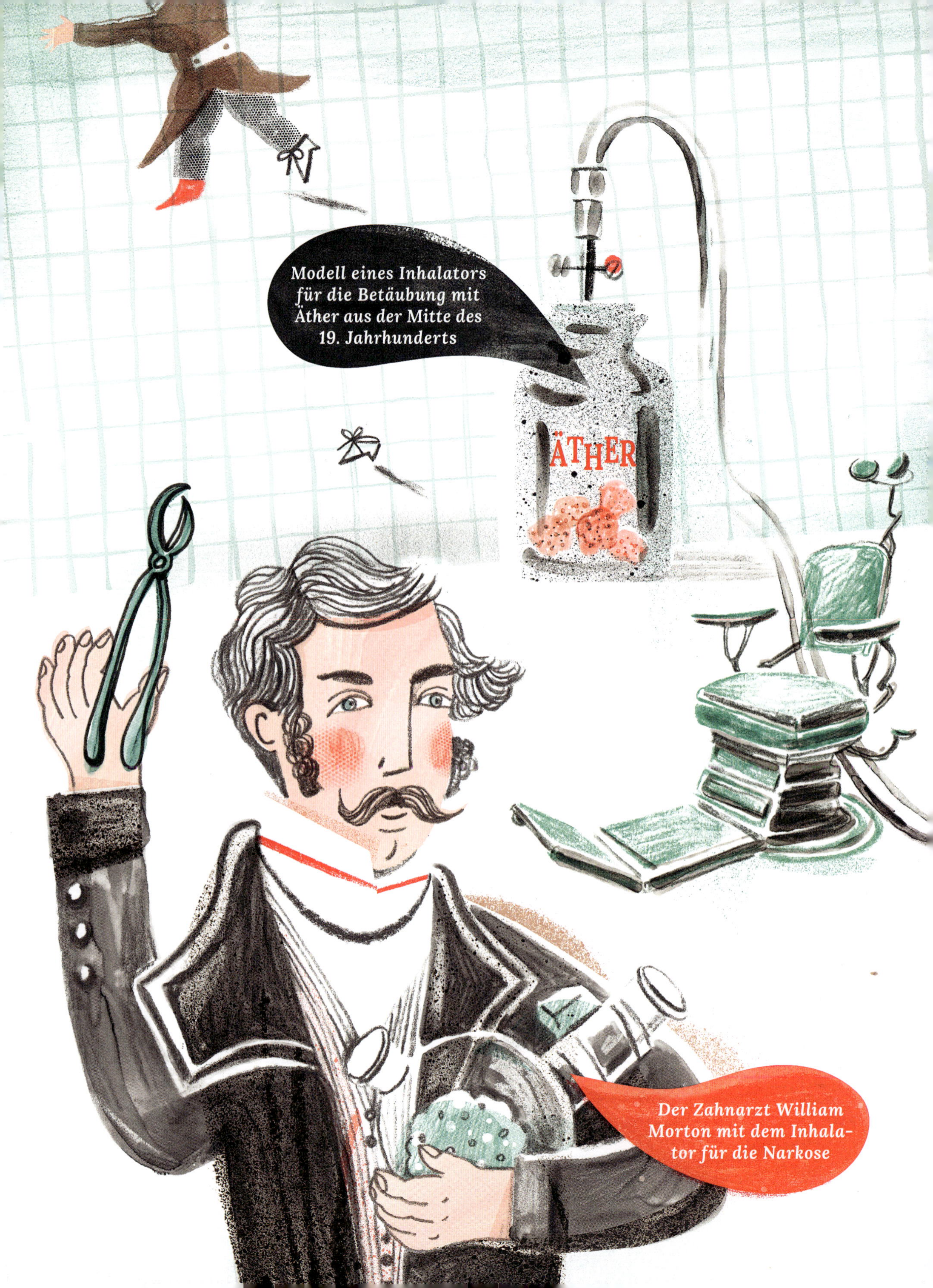

Modell eines Inhalators für die Betäubung mit Äther aus der Mitte des 19. Jahrhunderts

Der Zahnarzt William Morton mit dem Inhalator für die Narkose

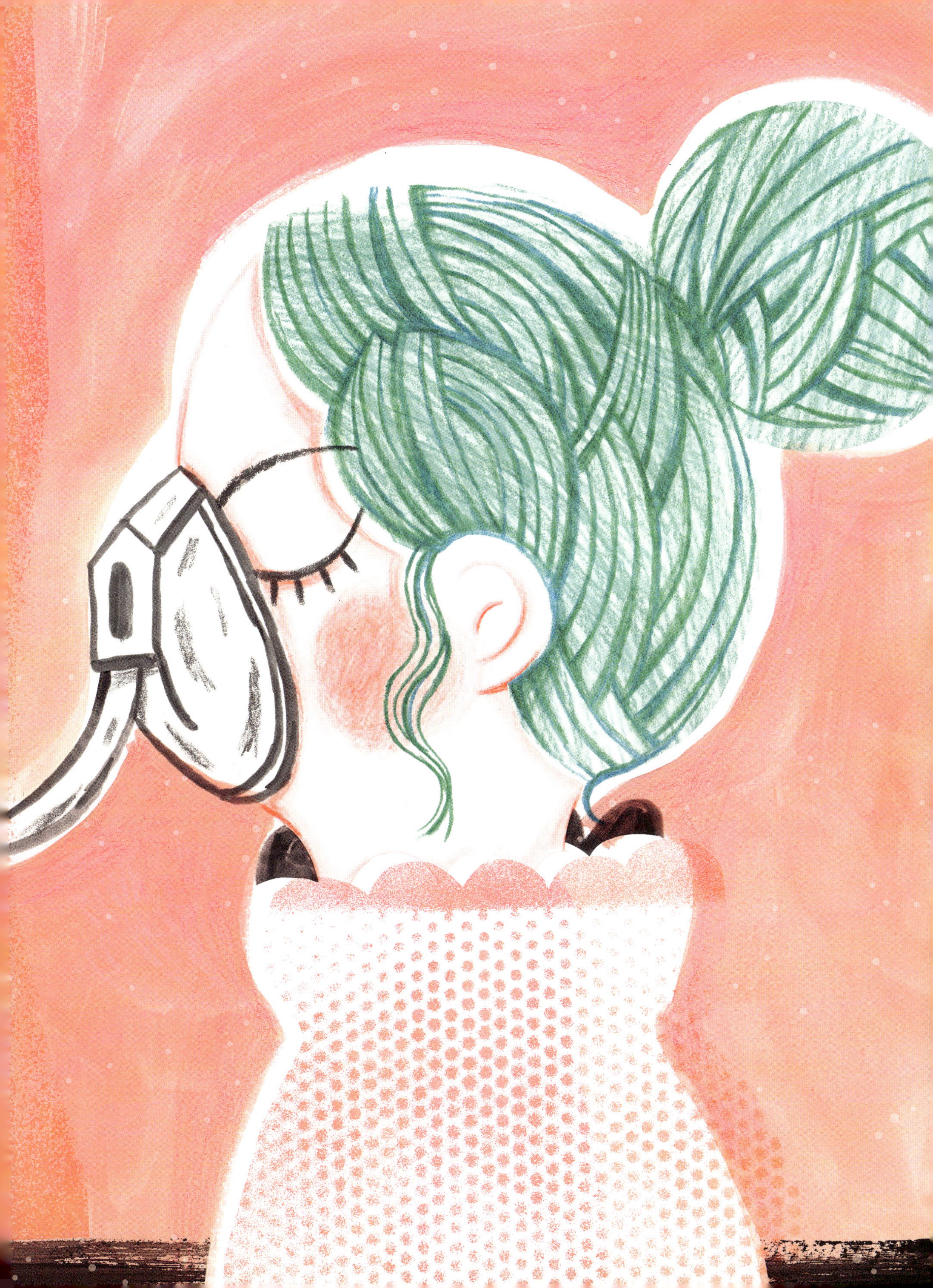

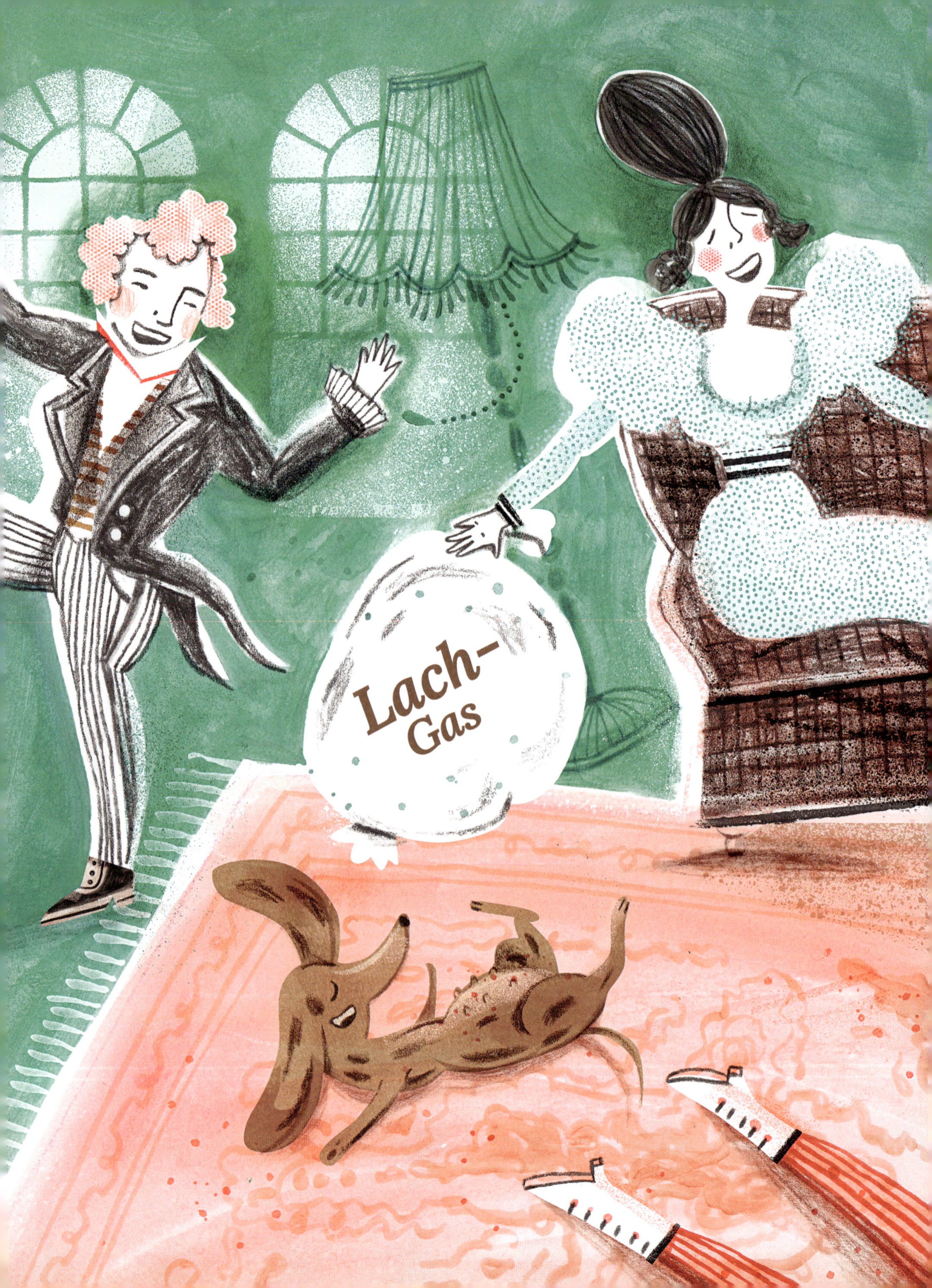
Lach-
Gas

Parallel zu den Fortschritten im Kampf gegen die Schmerzen bei chirurgischen Eingriffen arbeitet man an der Verminderung von Infektionen nach Operationen. Noch vor 200 Jahren starben Patientinnen und Patienten, die die Operation trotz Schmerzen und Blutverlust überlebten, oft an einer bakteriellen Infektion. Die Methoden zur Desinfizierung von chirurgischen Instrumenten oder Behandlungsräumen waren primitiv. Heutzutage ist es üblich, in Operationssälen sterile saubere Instrumente oder sogar Einweginstrumente zu verwenden. Alle im OP tragen Schutzkleidung, Gesichtsmasken, Kopfhauben und Handschuhe, und die Räume sind speziell vorbereitet. Nach der Operation werden Antibiotika verabreicht, die zusätzlich vor Infektionen schützen. Mehr über die Wirkung von Antibiotika erfahrt ihr in den folgenden Kapiteln.

Schmerzen sind nicht nur während einer Operation ein Problem. Im Alltag hören wir oft, dass jemand nach einem Sturz oder einer Prellung Kopf- oder Muskelschmerzen hat. In solchen Situationen helfen **Schmerzmittel** mit Wirkstoffen wie Ibuprofen oder Paracetamol, die man ohne Rezept in Apotheken kaufen kann. Meistens gibt es sie als Tabletten, man bekommt sie aber auch als Zäpfchen, Salbe, Spray oder Sirup.

Schmerzmittel wirken auf unser Nervensystem. Doch wie funktioniert das? Im menschlichen Körper gibt es viele Nervenzellen mit sehr langen Fortsätzen, die bis in die tiefsten Winkel des Körpers reichen. Sie nehmen Signale von diesen Stellen auf und leiten sie an das Gehirn weiter, das die empfangenen Informationen verarbeitet und speichert. Wenn Zellen in unserem Körper beschädigt werden, produzieren sie Prostaglandine, das sind Chemikalien, die auf die Nervenzellen wirken. Diese wiederum übermitteln die Schmerzinformationen an das Gehirn. Schmerzmittel stoppen die Produktion von Prostaglandinen in den Zellen, sodass das Gehirn nicht über den Schmerz informiert wird. Obwohl es oft lästig ist, wenn man Schmerzen hat, sind sie doch sehr wichtig für unsere Gesundheit und unser Leben, da sie uns vor gefährlichen Situationen warnen.

Es gibt extrem seltene Fälle von Menschen, die aufgrund genetischer Veränderungen keine Schmerzen empfinden. Das ist für sie sehr gefährlich, denn im Falle einer Verletzung oder Krankheit wissen sie nicht, dass etwas nicht stimmt und sie ärztliche Hilfe brauchen. Sie haben oft Prellungen und sogar Knochenbrüche, die sie nicht bemerken, weil sie keine Schmerzen empfinden.

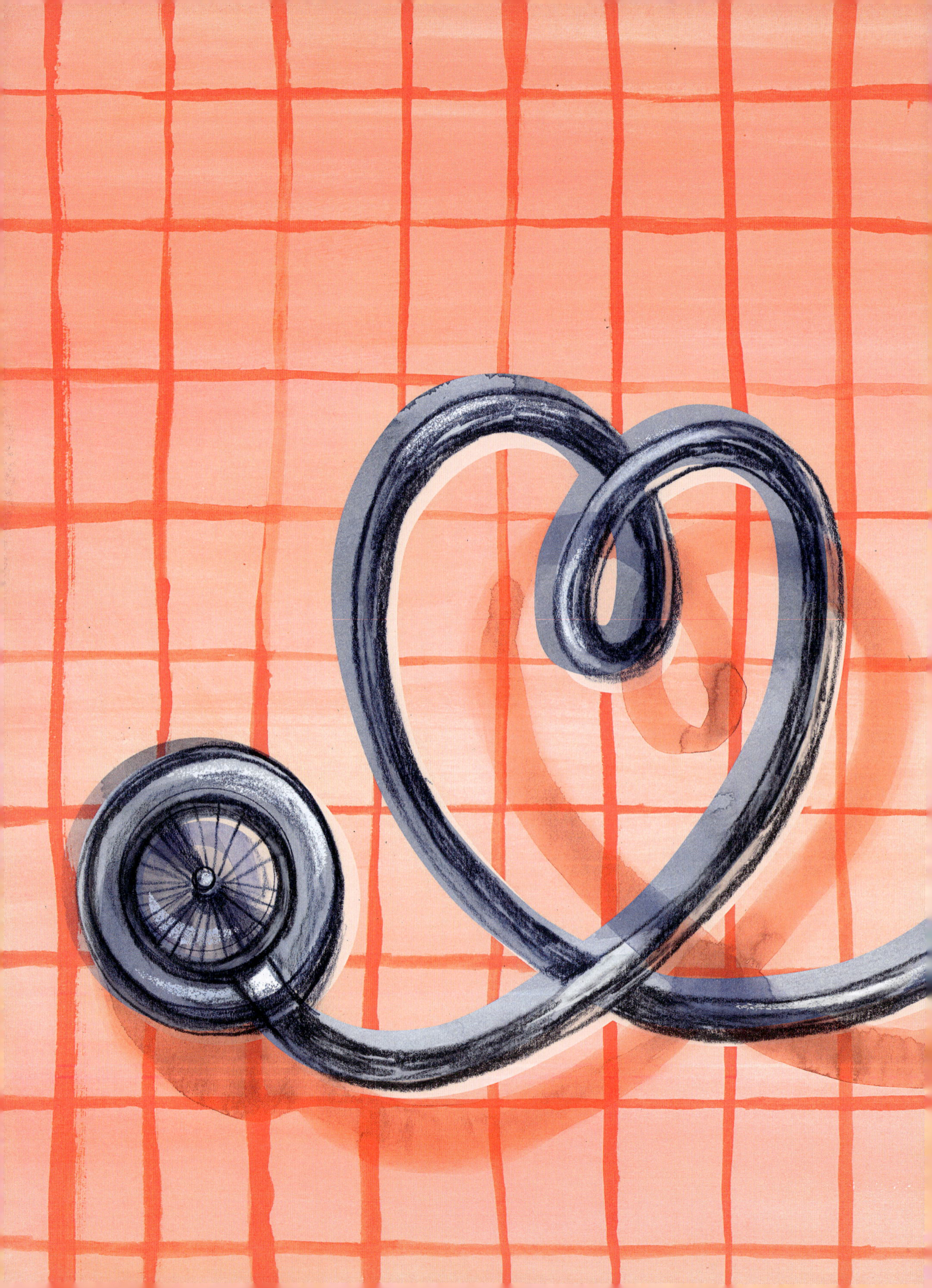

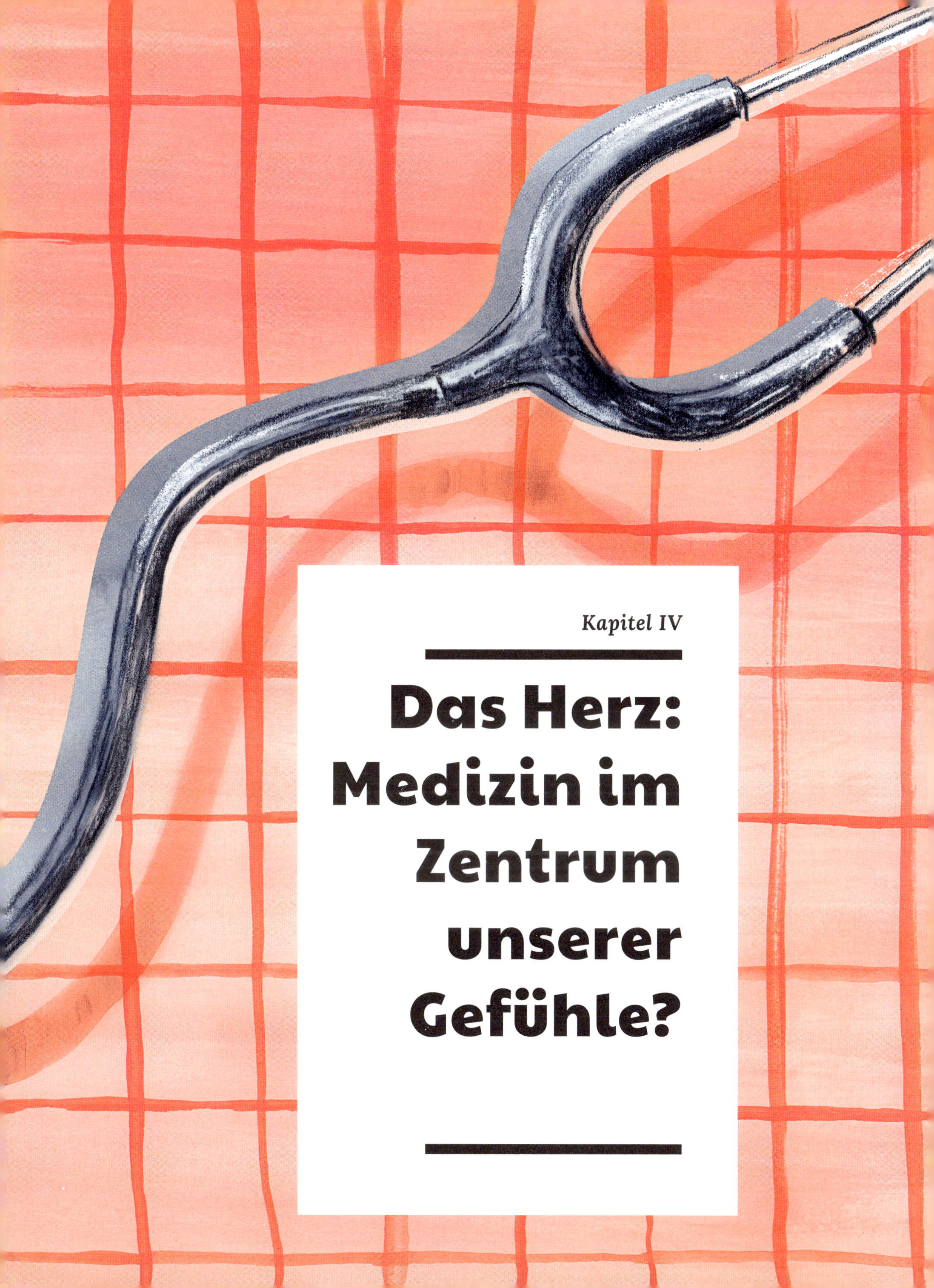

Kapitel IV

Das Herz: Medizin im Zentrum unserer Gefühle?

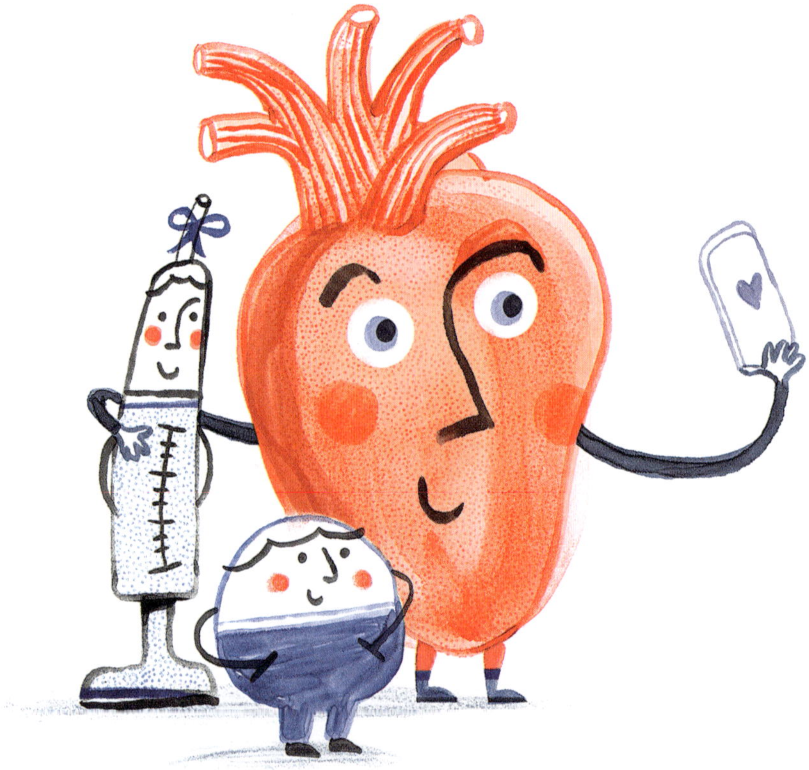

Das Herz

Das Herz ist eines unserer wichtigsten Organe. Für Ärztinnen und Ärzte war es jedoch jahrhundertelang tabu, weil man glaubte, dass die Seele und die Gefühle des Menschen in ihm lebten. Dort durfte man sich nicht einmischen. Heute wissen wir, dass alle Emotionen im Gehirn gespeichert sind und das Herz nur ein Muskel ist. Es befindet sich in der Mitte der Brust und ist etwa so groß wie eine geballte Faust. Das Herz ist nichts anderes als eine brillante **Pumpe,** die Blut durch den Körper befördert. Die Hauptaufgabe des Blutes ist es, den durch die Lungen aus der Luft aufgenommenen Sauerstoff an alle Zellen im menschlichen Körper zu verteilen.

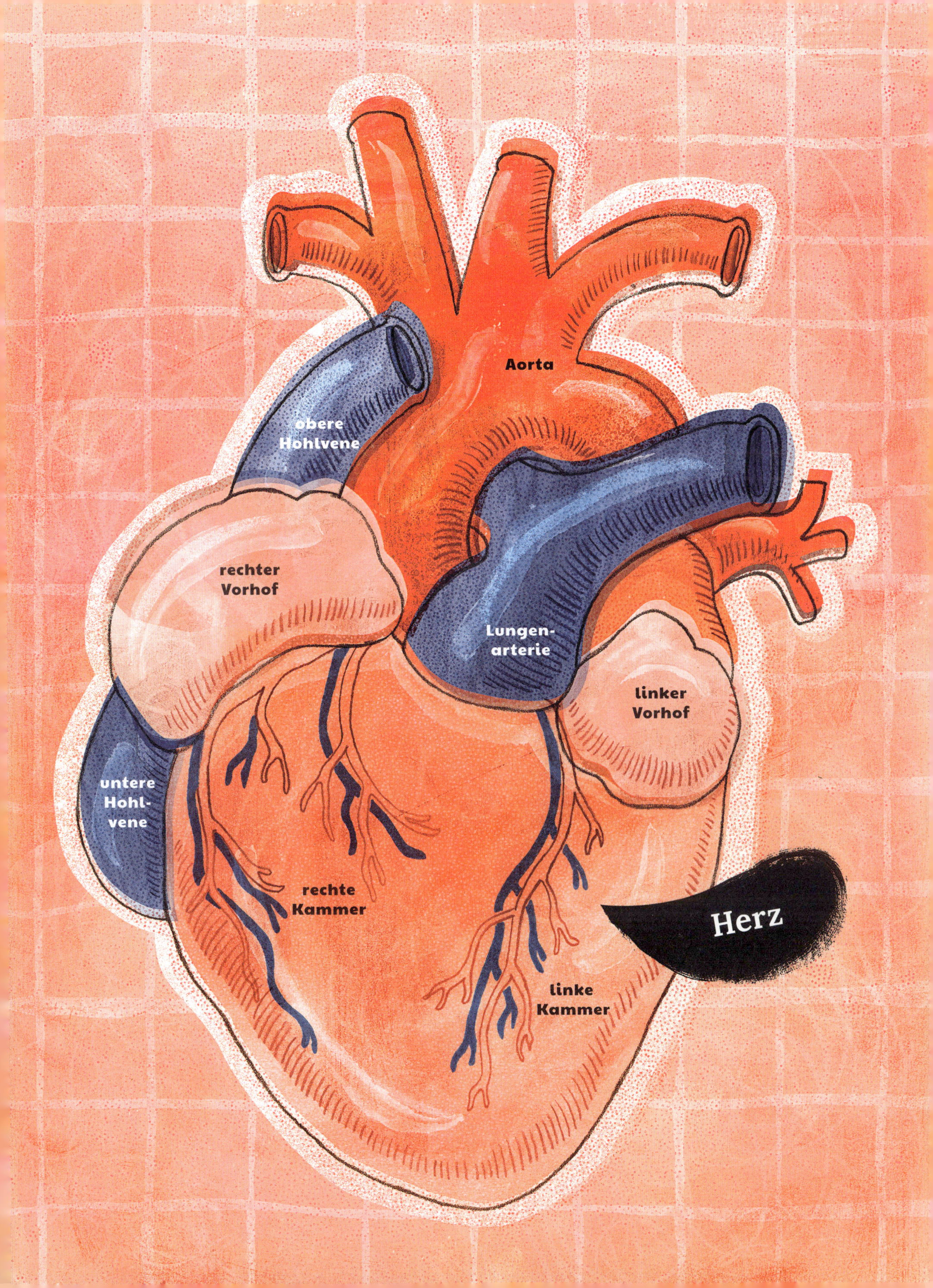
Aorta
obere Hohlvene
rechter Vorhof
Lungen-arterie
linker Vorhof
untere Hohl-vene
rechte Kammer
linke Kammer
Herz

Die Zirkulation des Sauerstoffs im Körper

Im menschlichen Körper gibt es zwei Blutkreisläufe. Im **kleinen Lungenkreislauf** nimmt das Blut in der Lunge Sauerstoff auf und kehrt dann zum Herzen zurück, von wo es über den **großen Körperkreislauf** an alle Körpergewebe verteilt wird. Der englische Biologe und königliche Hofarzt **William Harvey** entdeckte den Blutkreislauf im 17. Jahrhundert. Er war der Erste, der beweisen konnte, dass das Herz Blut in die Blutgefäße pumpt und diese einen geschlossenen Kreislauf bilden (das Blut kann also nicht herausfließen).

William Harvey führte ein sehr einfaches Experiment an sich selbst durch. Er schnürte sich mit einem Band den Arm ab. Dadurch schwoll das Blut in den Venen seines Unterarms an. Dann drückte der Wissenschaftler mit einem Finger auf eine Vene in der Mitte des Unterarms, mit dem anderen Finger drückte er weiter oben. Er bemerkte, dass die Vene zwischen beiden Fingern leer war, das heißt, sie war nicht mit Blut gefüllt. So begann Harveys Arbeit, mit der er den Mechanismus der Blutzirkulation verstehen konnte.

Harvey entdeckte, dass es einen kleinen Blutkreislauf vom Herzen zur Lunge gibt. Er wusste damals noch nicht, dass dort Kohlendioxid gegen Sauerstoff ausgetauscht wird. Er nahm an, dass sich das Blut in der Lunge abkühlte.

Heute wissen wir, dass der **Sauerstoff** in der Luft durch die **Lunge** ins Blut gelangt. Der Sauerstoff dient in den meisten Zellen dazu,

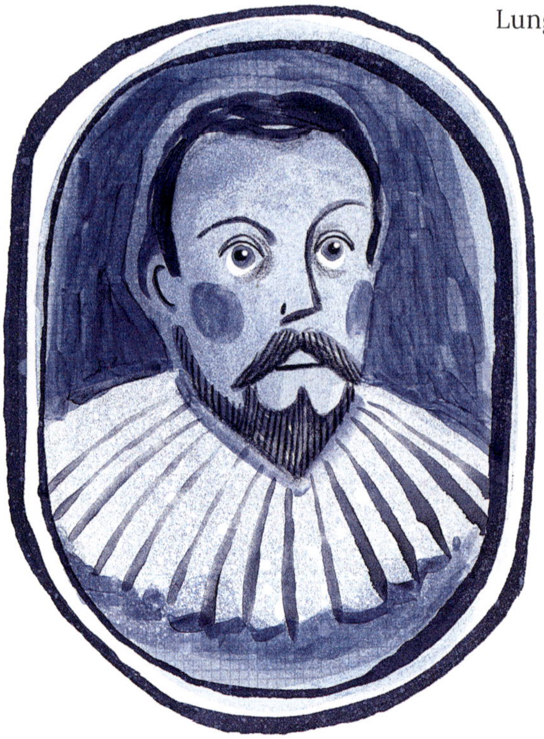

WILLIAM HARVEY

Englischer Arzt und Biologe, geboren am 1. April 1578, gestorben am 3. Juni 1657 in Roehampton, England. Er studierte an den Universitäten Cambridge und Padua. Er war Professor für Anatomie und Physiologie an der Royal School of Medicine in London und Arzt der Könige James I und Charles I. Als Ergebnis langjähriger Tierforschung entdeckte er, dass das Herz als Pumpe fungiert und für die Blutzirkulation in den Blutgefäßen verantwortlich ist.

aus Glukose Energie zu produzieren. Dabei entsteht Kohlendioxid, das nach außen abgeführt werden muss. Das geschieht auch durch das Blut und die Lunge. Das Atmen ist ein Austausch. Das Blut, das durch das Körpergewebe fließt, gibt den Zellen Sauerstoff und nimmt Kohlendioxid mit, das in der Lunge wieder gegen Sauerstoff ausgetauscht wird. Die **Lungenbläschen** sind von winzigen Blutgefäßen umgeben. Die gesamte Lungenfläche eines erwachsenen Menschen ist bis zu 100 Quadratmeter groß, was ungefähr der Hälfte eines Tennisplatzes entspricht. Die Lunge eines Erwachsenen kann bis zu fünf Liter Luft fassen, also so viel, wie in fünf Flaschen Mineralwasser passen würde.

Für den Transport der Atemgase Sauerstoff und Kohlendioxid in den roten Blutkörperchen ist ein Protein namens **Hämoglobin** zuständig. Außerdem kann sich ein anderes Gas mit dem Hämoglobin verbinden: Kohlenmonoxid.

KOHLENMONOXID

Kohlenmonoxid entsteht bei unsachgemäßer Kohleverbrennung durch unzureichenden Sauerstoffzugang, beispielsweise bei defekten Gasherden. Kohlenmonoxid ist sehr gefährlich, weil es weder Geruch noch Farbe hat und sich leichter an das Hämoglobin bindet als Sauerstoff. Infolgedessen transportiert das Blut zu wenig Sauerstoff ins Gewebe. Das bemerkt man zunächst durch Kopfschmerzen und Bewusstlosigkeit, kann aber sogar tödlich enden. Besonders gefährliche Situationen treten beim Baden in einem Badezimmer auf, das noch mit einem alten Gas-Durchlauferhitzer ausgestattet ist. Wenn dieser defekt ist und Kohlenmonoxid in die Luft gelangt, können wir schnell ohnmächtig werden und sogar sterben. Badezimmer mit einem alten Gas-Durchlauferhitzer müssen daher über eine sehr gute BELÜFTUNG, also Frischluftzufuhr verfügen. Oft werden auch spezielle SENSOREN installiert, die den Kohlenmonoxidgehalt in der Luft messen und gegebenenfalls mit einem lauten Ton warnen. Es lohnt sich auch, die Tür während des Bades nicht zu verschließen, damit immer schnell jemand hereinkommen kann, wenn wir uns unwohl fühlen.

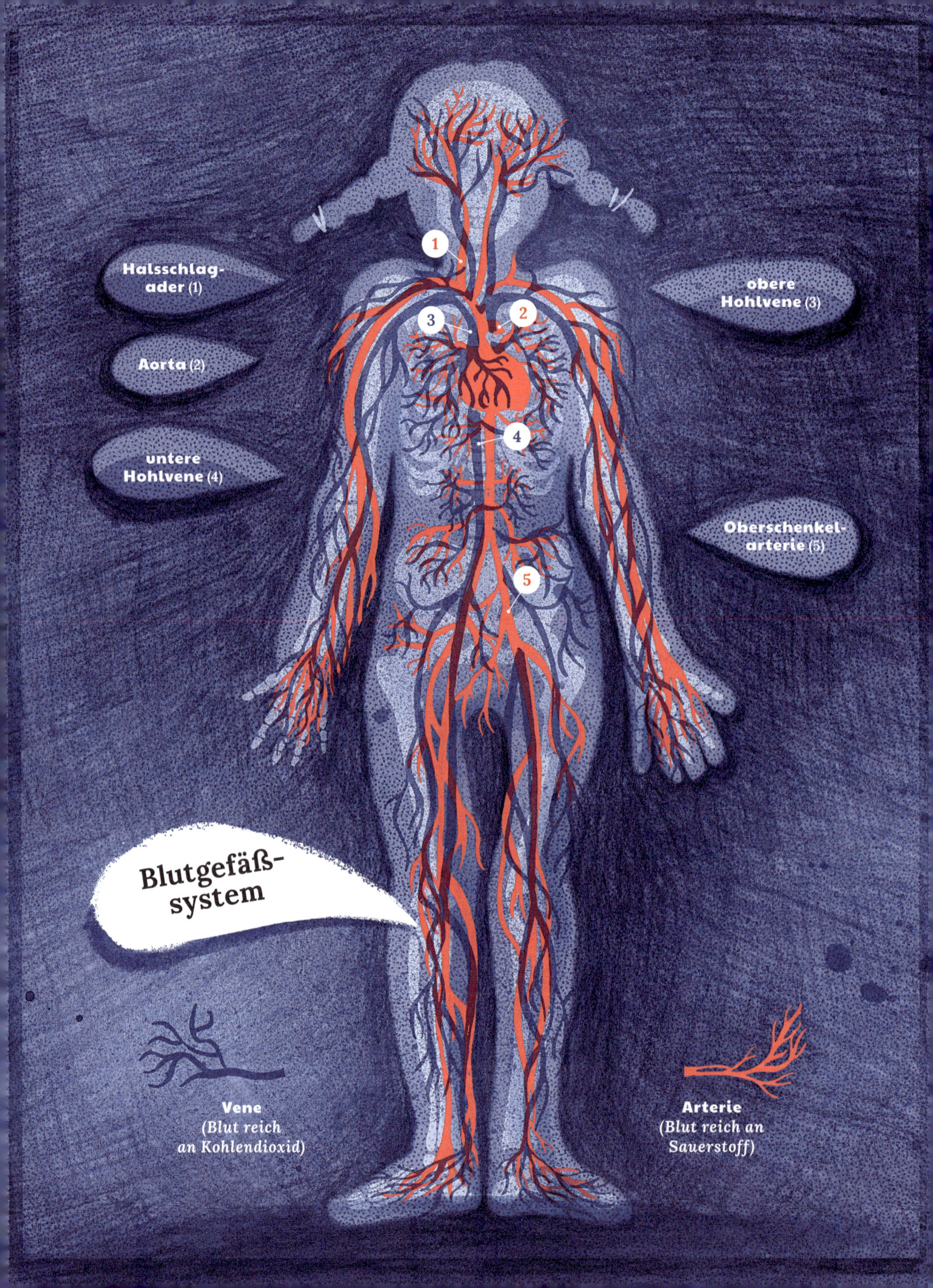
Halsschlagader (1)
Aorta (2)
untere Hohlvene (4)
obere Hohlvene (3)
Oberschenkelarterie (5)
Blutgefäßsystem
Vene (Blut reich an Kohlendioxid)
Arterie (Blut reich an Sauerstoff)

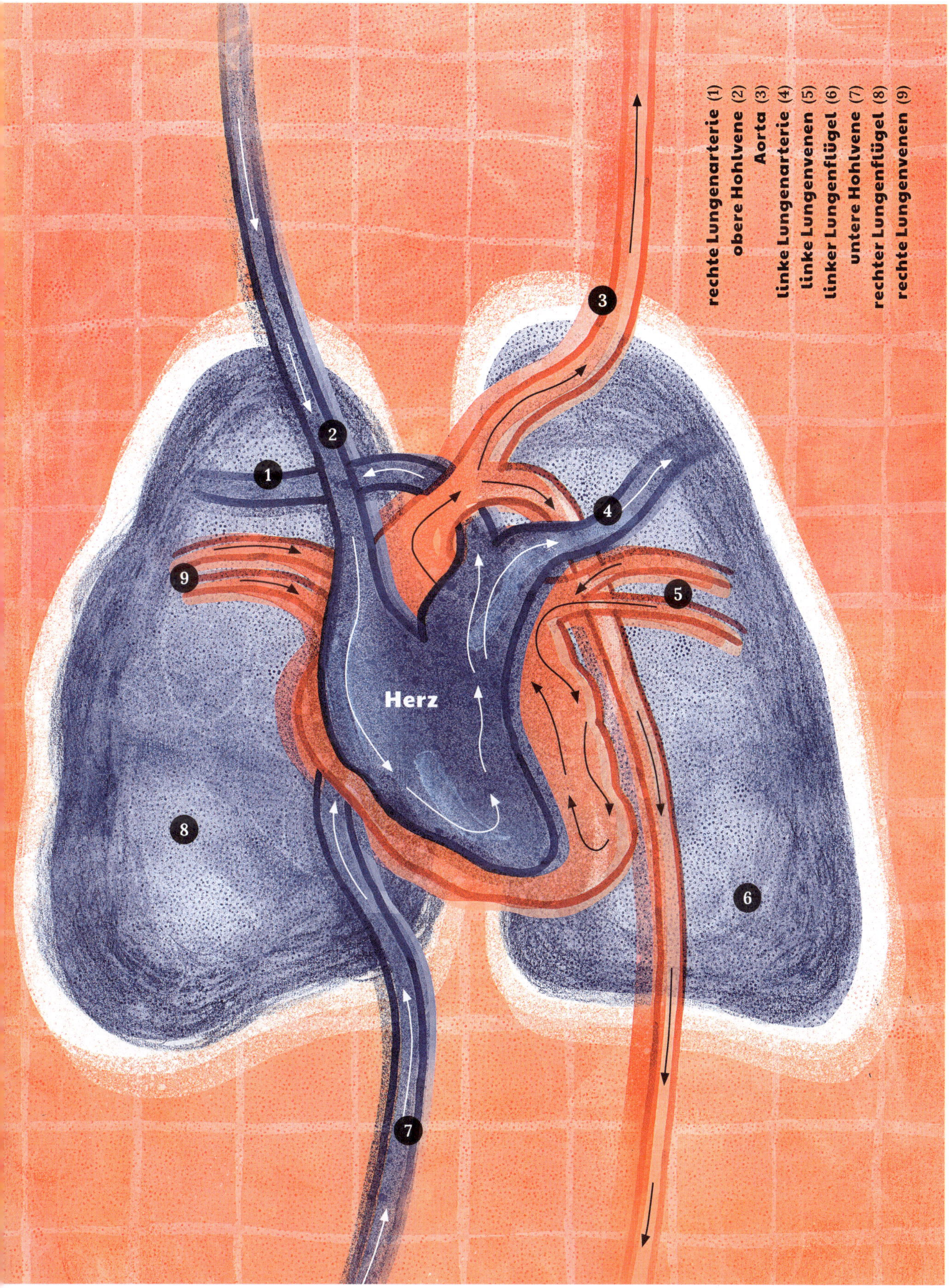

rechte Lungenarterie (1)
obere Hohlvene (2)
Aorta (3)
linke Lungenarterie (4)
linke Lungenvenen (5)
linker Lungenflügel (6)
untere Hohlvene (7)
rechter Lungenflügel (8)
rechte Lungenvenen (9)
Herz
1
2
3
4
5
6
7
8
9

Der Herzschlag

Man sagt, dass das Herz schlägt. Worum geht es dabei eigentlich? In entspanntem Zustand füllt sich das Herz mit Blut, zieht sich dann zusammen, um das angesammelte Blut herauszudrücken, und entspannt sich wieder, um sich erneut zu füllen. So geht es weiter und weiter, die ganze Zeit. Dieser Zyklus ist der **Herzschlag,** den die Ärztin oder der Arzt mit einem Stethoskop untersucht. Das Stethoskop wurde 1816 vom französischen Arzt René Laennec erfunden. Anfangs war es eine einfache Röhre mit einem flachen Ende auf einer Seite.

Das uns aus Arztpraxen bekannte **Stethoskop** in seiner heutigen Form entstand in der zweiten Hälfte des 20. Jahrhunderts. David Littmann, ein amerikanischer **Kardiologe** und Herz- und Blutkreislaufspezialist, patentierte das Stethoskop, so wie wir es kennen: Es ist ein Gerät mit Ohrbügeln sowie Stöpseln und einem Bruststück mit spezieller akustischer Membran, die die Wahrnehmung von Geräuschen verbessert. Interessanterweise wurde das Stethoskop auch beim Entschärfen von Zeitbomben und Öffnen von Schließmechanismen in Tresoren verwendet.

Wenn wir uns körperlich anstrengen und mehr Sauerstoff in unser Gewebe gelangen soll, schlägt das Herz viel schneller, als wenn wir auf der Couch sitzen und ein Buch lesen. Man kann die Arbeit des Herzens nicht nur durch Abhören mit einem Stethoskop überwachen. Wir selbst können unseren **Pulsschlag,** also die Bewegung (Pulsation) der Blutgefäße in Abhängigkeit vom Herzschlag, messen. Es gibt zwei gute Stellen, um den Puls zu fühlen – oben am Hals, direkt unter dem Unterkiefer, und an der Innenseite der Handgelenke. Es reicht aus, zwei Finger dorthin zu legen, dann spüren wir ein leichtes Klopfen – das ist der Puls. Seine Frequenz hängt von der Geschwindigkeit des Herzschlags ab. Generell lässt sich sagen, dass der Ruhepuls, gemessen ohne Belastung, mit zunehmendem Alter sinkt. Bei Säuglingen sind es etwa 130 Schläge pro Minute, bei Kindern 100 und bei Erwachsenen nur noch 70. In der Welt der Säugetiere nimmt der Puls mit zunehmender Masse der Tiere ab. Also: Der Puls eines Wals hat nur 9 Schläge pro Minute, der eines Elefanten 25 und der einer kleinen Maus bis zu 500!

Eine beliebte Methode zur Beurteilung der Herztätigkeit ist die **Elektrokardiografie (EKG).** Mit dieser Methode kann der Arzt Tempo und Regelmäßigkeit des Herzschlags ermitteln, die Größe des Herzens und seine Position in der Brust bestimmen und feststellen, ob der Muskel beschädigt ist.

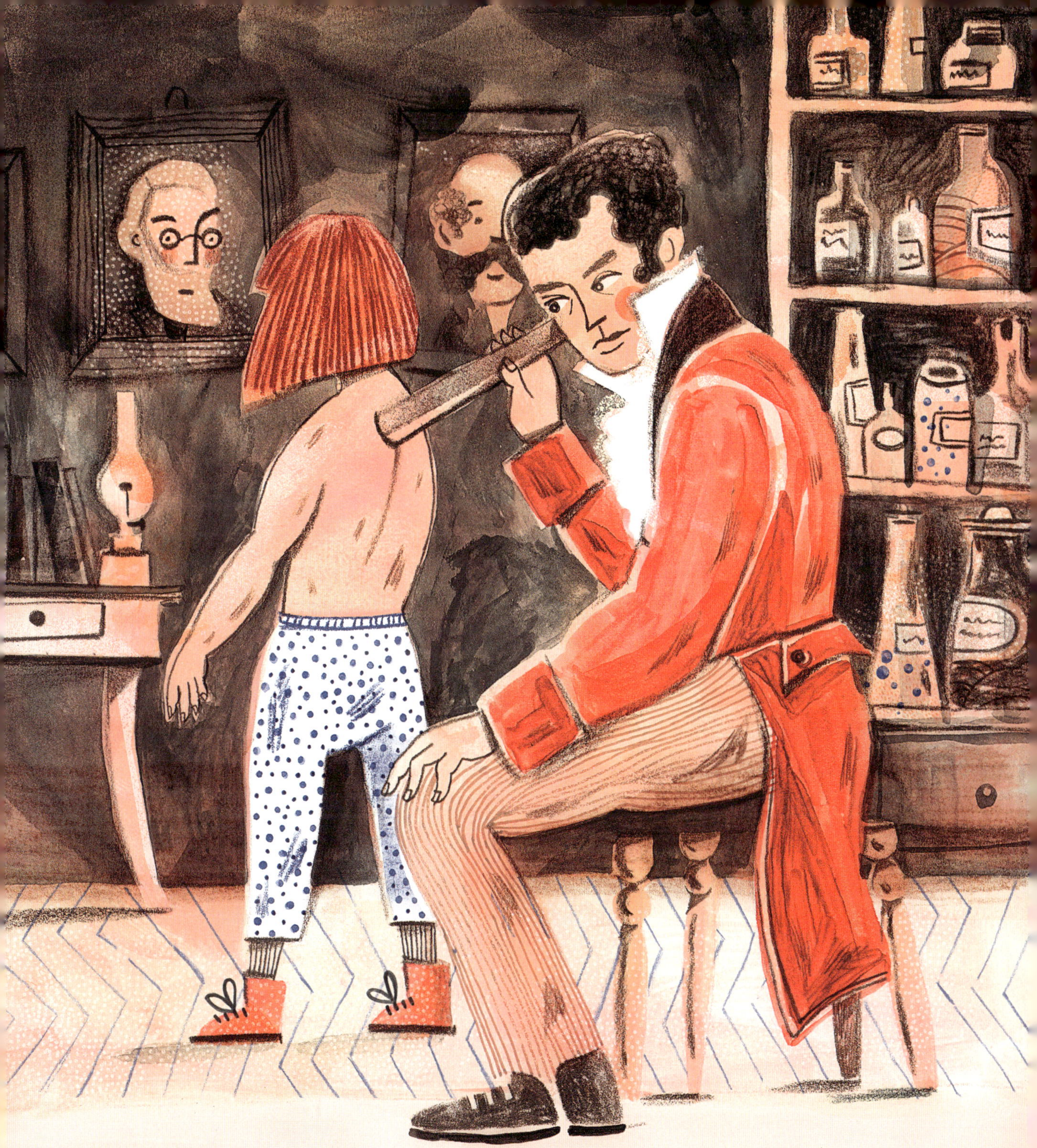

RENÉ LAENNEC

Französischer Arzt, Erfinder des Stethoskops, geboren am 17. Februar 1781 in Quimper, gestorben am 13. August 1826 in Ploaré. 1819 veröffentlichte er das Buch *Die mittelbare Auskultation (das Hören mittelst des Stethoskops)*, das sich einer neuen Methode zur Untersuchung von Patienten mit einem Stethoskop widmete. Dank seiner Erfindung beschrieb er auch viele charakteristische Symptome, die mit bestimmten Krankheiten der Lunge einhergehen.

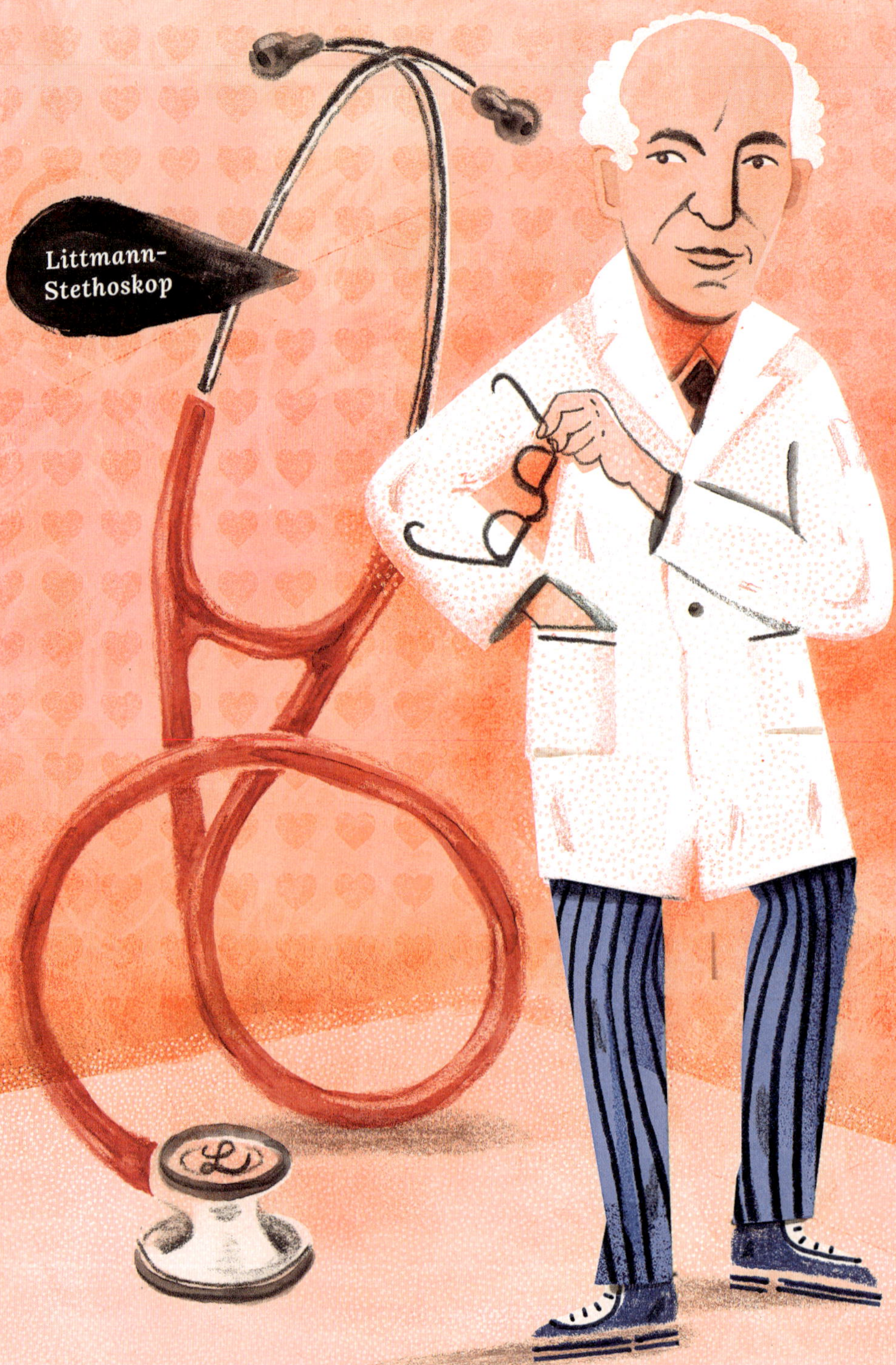

DAVID LITTMANN

Amerikanischer Kardiologe, ursprünglich aus Deutschland, geboren am 28. Juli 1906 und gestorben am 1. Januar 1981. Er perfektionierte und patentierte das Stethoskop. In den 1960er-Jahren gründete er zusammen mit einem Finanzpartner die Cardiosonics Inc., ein Unternehmen, das Stethoskope vertrieb.

EKG

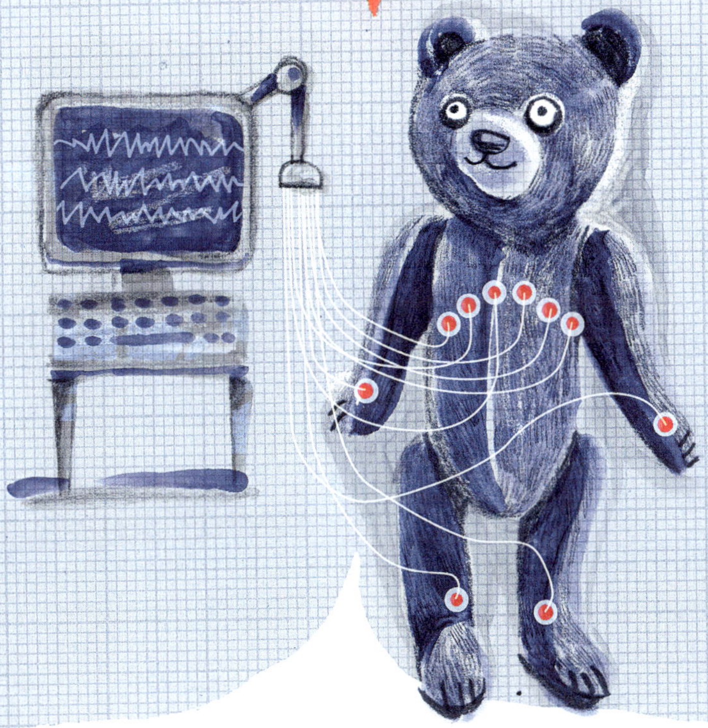

Um ein EKG durchzuführen, legt man sich auf eine Liege. Dann werden an Brust, Armen, Hand- und Fußgelenken Sensoren (Elektroden) angebracht, um Veränderungen im Herzrhythmus zu registrieren, die durch unterschiedliche elektrische Impulse im Körper entstehen. Die Sensorwerte werden von einer speziellen Maschine ausgewertet und als Diagramm wiedergegeben, das dann untersucht wird. In der Regel reicht es aus, während der gesamten Untersuchung still zu liegen und höchstens kurz die Luft anzuhalten. Es gibt jedoch EKGs die bei körperlicher Anstrengung aufgezeichnet werden, zum Beispiel auf einem Laufband; das ist das sogenannte STRESS-EKG, das oft bei älteren Menschen durchgeführt wird, die besonders anfällig für Herzerkrankungen sind.

Blut

Das Blut besteht aus drei Haupttypen von Zellen: **roten** und **weißen Blutkörperchen** und Blutplättchen. Die Blutzellen schwimmen im Plasma, das sich hauptsächlich aus Wasser sowie Nährstoffen, Vitaminen und Mineralien zusammensetzt. Sie werden im Knochenmark hergestellt, das das Innere eurer Knochen ausfüllt. Dort werden sie laufend produziert, da einige eine sehr kurze Lebensdauer haben. Beispielsweise müssen rote Blutkörperchen nach vier Monaten durch neue ersetzt werden.

Das Blut verdankt seine Farbe einem Protein namens **Hämoglobin.** Um den Sauerstoff möglichst effizient transportieren zu können, sind die roten Blutkörperchen vollständig mit Hämoglobin gefüllt und frei von den Strukturen anderer Zelltypen. Dadurch sind sie sehr weich und flexibel, was ihnen hilft, sich durch die engen Blutgefäße zu quetschen. Manchmal werden diese Gefäße jedoch zu eng für die Blutkörperchen. Wenn wir zum Beispiel lange auf dem Teppich knien und puzzeln oder mit Bauklötzen spielen, spüren wir nach einiger Zeit ein Kribbeln in unseren Füßen. Wenn wir unsere Beine dann ein wenig bewegen, fließt das Blut zurück in die Gefäße und das Kribbeln hört auf.

Es kommt auch vor, dass sich die Blutgefäße verengen, ohne dass ihr es merkt – wenn ihr älter werdet oder wenn sich Schadstoffe in den Gefäßen ansammeln, beispielsweise bestimmte Fettarten. Manchmal sind die Blutgefäße, die den Herzmuskel versorgen, blockiert. Dann kommt es zu einem **Infarkt,** das ist ein schwerer Sauerstoffmangel, der zum Stillstand des Herzschlags und in der Folge sogar zum Tod führen kann. Um dem vorzubeugen, solltet ihr euch gesund ernähren, also nicht zu viel schädliche Fette mit „schlechtem" Cholesterin zu euch nehmen, und Sport treiben.

Ein wichtiger Bestandteil des Blutes sind außerdem die **weißen Blutkörperchen.** Sie sind Teil des Immunsystems. Dazu gehören auch **Fresszellen,** die Bakterien und andere Mikroben fressen können, und **Lymphozyten,** die Antikörper produzieren (das sind Moleküle, die zur Bekämpfung von Krankheiten benötigt werden). Welche Rolle sie genau spielen, erfahrt ihr im Kapitel über das Immunsystem.

BLUTBESTANDTEILE: rote Blutkörperchen (1), Blutplättchen (2), weiße Blutkörperchen (Leukozyten): *Lymphozyt* **(3)**, *Neutrophil* **(4)**, *Basophil* **(5)**, *Monozyt* **(6)**, *Eosinophil* **(7)**

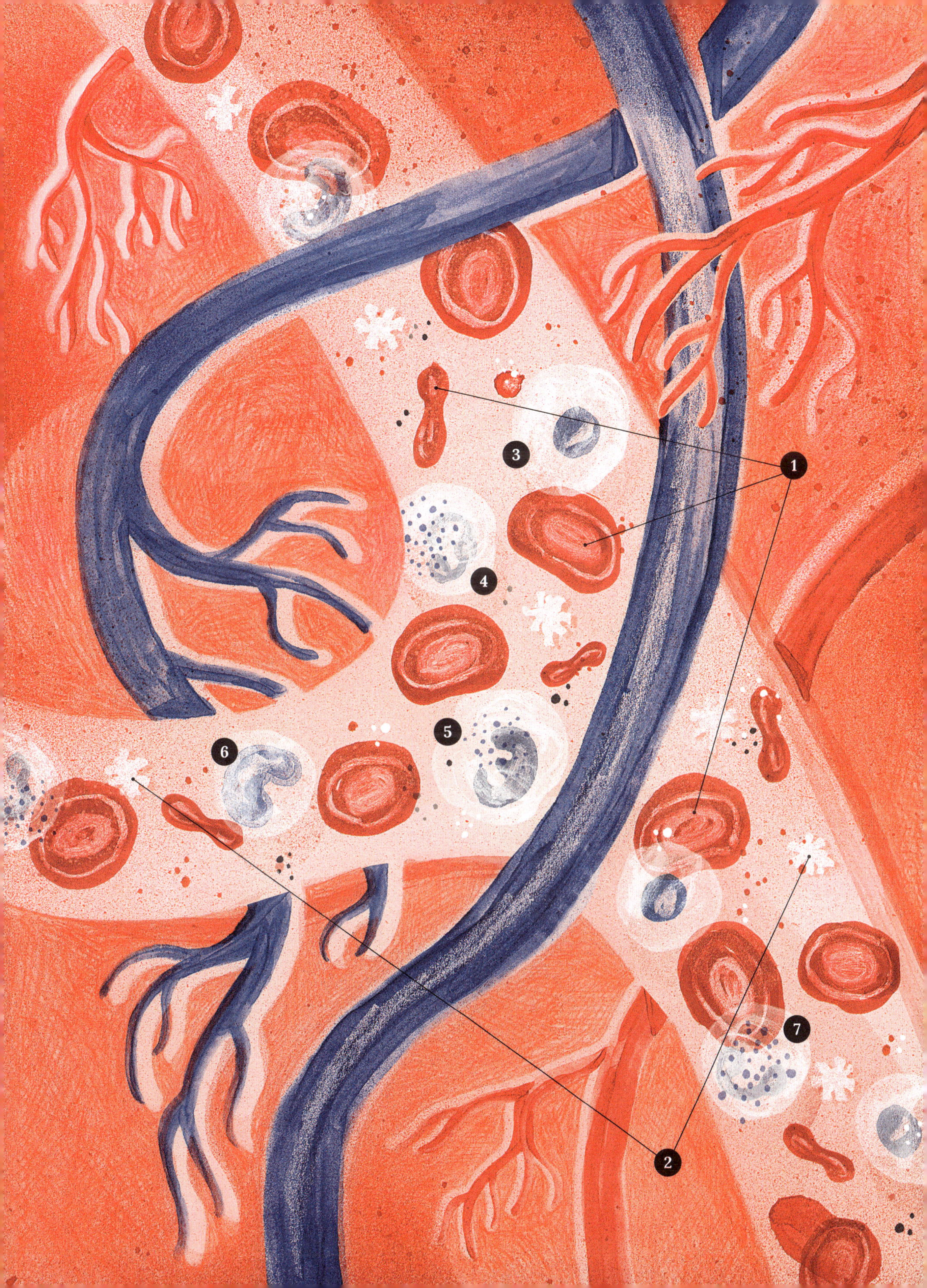

1
2
3
4
5
6
7

Die **Blutplättchen** sind die kleinsten Zellen im Blut. Trotz ihrer Größe spielen sie eine Schlüsselrolle bei der Blutstillung. Wenn wir Gemüse schneiden und uns dabei mit dem Messer verletzen, fließt Blut aus der Wunde, bis die Blutplättchen zum Schnitt geschickt werden. Diese speziellen Zellen haften gut aneinander und helfen, Blutungen zu stoppen. Sie bilden **Schorf** und unterstützen den Wundheilungsprozess. Im Vergleich zu den roten Blutkörperchen haben Blutplättchen eine sehr kurze Lebensdauer und müssen nach neun Tagen ersetzt werden. Damit es zu bluten aufhört, sind auch Proteine notwendig, sogenannte Gerinnungsstoffe oder Gerinnungsfaktoren. Sie bewirken, dass Stoffe freigesetzt werden, die den Wundheilungsprozess beschleunigen. Menschen mit **Hämophilie** haben einen Mangel an Gerinnungsfaktoren, weshalb es bei ihnen schwierig ist, eine Blutung zu stoppen. Übrigens kommt der Körper mit großen oder tiefen Schnitten nicht allein zurecht. Dann muss die Wunde von einer Ärztin oder einem Arzt behandelt werden. Wenn wir uns in einer **Notaufnahme** eines Krankenhauses melden, reinigt das medizinische Personal die Wunde und sie wird genäht. Sie wird wie ein Loch in einer Socke gestopft – aber mit speziellen Werkzeugen und Fäden.

Einer der häufigsten angeordneten Tests ist das **Blutbild.** Dabei wird untersucht, welche Zellen in welcher Menge im Blut vorhanden sind. Eine Pflegekraft entnimmt bei Erwachsenen etwa fünf Milliliter Blut aus einer Vene in der Armbeuge. Bei Kindern reicht es meist aus, ein paar Tropfen vom Finger zu sammeln. Das Blut wird in speziellen Röhrchen mit Gerinnungshemmern verschlossen und bis zur Analyse im Kühlschrank aufbewahrt. Die Blutuntersuchung läuft automatisch ab. Eine spezielle Maschine zählt die Zellarten anhand ihrer Größe und speziellen Form und stellt das Ergebnis als Grafik dar. Zusätzlich wird die Menge an Hämoglobin in den roten Blutkörperchen gemessen.

Auf dieser Grundlage können wir viele Informationen über den Gesundheitszustand eines Menschen erhalten, zum Beispiel ob er an Anämie (zu wenige rote Blutkörperchen) oder Entzündungen (zu viele weiße Blutkörperchen) leidet. Neben dem Blutbild kann die Ärztin oder der Arzt zusätzliche Blutuntersuchungen anordnen, beispielsweise um den Gehalt wichtiger Elemente wie Magnesium oder Eisen oder Gerinnungsfaktoren bei Menschen mit häufigen Blutungen zu messen. Zumeist können die Ergebnisse eines Bluttests von der Hausärztin oder vom Hausarzt analysiert werden, aber manchmal ist es notwendig, die **Hämatologie** zu konsultieren. Das ist ein Spezialgebiet, das sich mit Krankheiten im Zusammenhang mit dem Blut und den verschiedenen darin enthaltenen Zelltypen befasst.

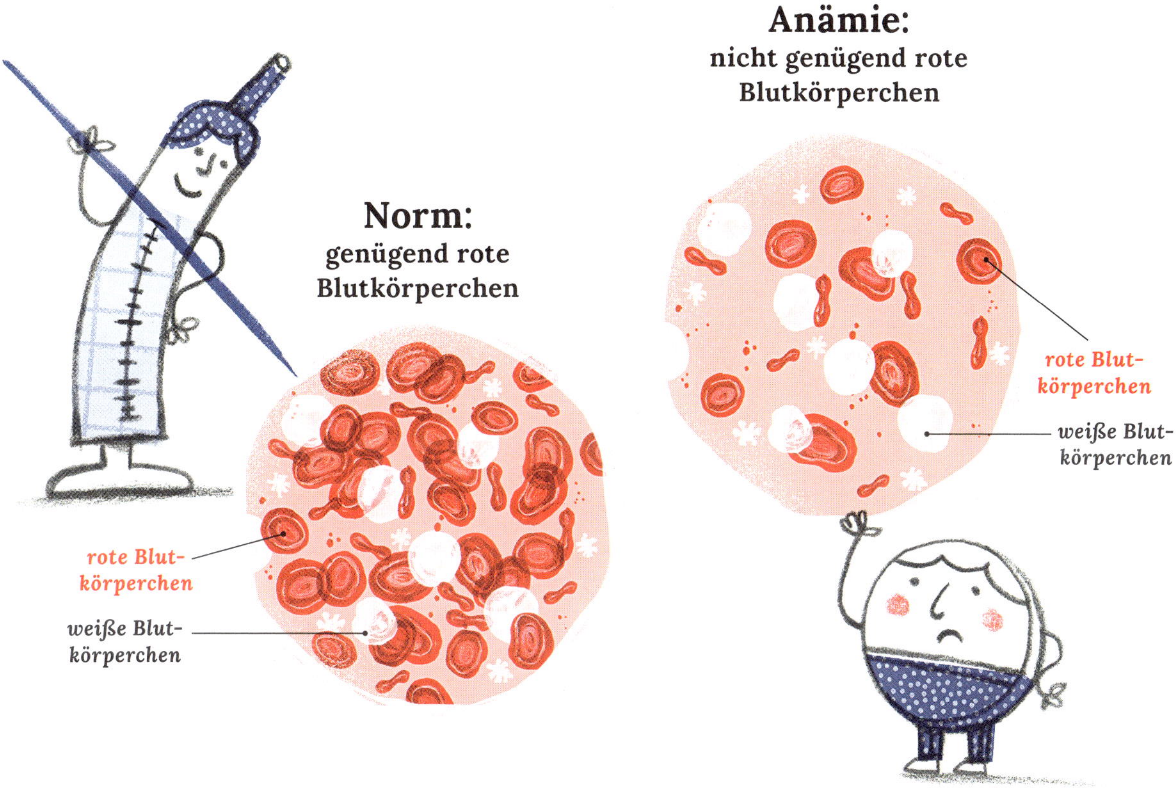

ANÄMIE

Sie tritt auf, wenn nicht genügend rote Blutkörperchen im Blut vorhanden sind. Folglich sinkt auch der Hämoglobinspiegel. Dadurch bekommen die Zellen nicht genug Sauerstoff und viele Organe können nicht richtig funktionieren.
Es gibt verschiedene Arten von Anämie mit unterschiedlichen Ursachen:

- Anämie, verursacht durch zu schnellen Abbau roter Blutkörperchen, zum Beispiel Sichelzellenanämie.
- Anämie wegen übermäßiger Blutungen, z. B. nach einer Verletzung.
- Anämie durch die zu langsame Bildung neuer roter Blutkörperchen, oft aufgrund eines Mangels an Eisen oder Vitamin B_{12}.

Am Anfang einer Anämie bemerkt man keine Symptome, aber im Laufe der Zeit kann es zu blasser Haut, Müdigkeit oder Ohnmacht kommen. Im Falle einer schweren Anämie ist es wichtig, einen **HÄMATOLOGEN** aufzusuchen, der die notwendigen Medikamente verschreibt, einen Ernährungsplan empfiehlt und den Behandlungsprozess laufend überwacht.

Das Blut, eine lebenspendende Flüssigkeit

Bis zum Ende des 19. Jahrhunderts galt der „Aderlass“ als grundlegendes medizinisches Verfahren zur Heilung vieler Krankheiten. Man glaubte damals, dass es Giftstoffe im Blut seien, die die Beschwerden bei Kranken verursachten. Diese Methode ist seit der Antike bekannt und wurde von vielen Medizinern praktiziert, sogar vom Vater der Medizin, Hippokrates. Die Wirksamkeit des Aderlasses wurde jedoch nie wissenschaftlich belegt. Anstatt den Kranken Blut zu entziehen, bekommen sie heute zusätzliches Blut durch eine Spenderbluttransfusion (zum Beispiel wenn infolge eines Unfalls oder während einer Operation viel Blut verloren wurde). **Bluttransfusionen** sind oft lebensrettend. Das Wichtigste ist, dass Spender und Empfänger zusammenpassen. Dies geschieht durch die Bestimmung der **Blutgruppen.** Der österreichische Wissenschaftler **Karl Landsteiner** entdeckte sie vor etwas mehr als 100 Jahren und löste das Puzzle der Antigene auf der Oberfläche roter Blutkörperchen.

Der Wissenschaftler bemerkte bei seinen Experimenten, dass das Blut zweier Menschen manchmal verklumpte, wenn er es in einem Reagenzglas mischte. Zuerst dachte er, das sei das Symptom einer Krankheit, aber das Blut für die Tests stammte von Gesunden. Landsteiner schloss daraus, dass die Verklumpung durch Unterschiede zwischen den roten Blutkörperchen im Blut verschiedener Menschen verursacht wird. So entdeckte er die Blutgruppen. Die grundlegenden Blutgruppen sind: A, B, AB und 0. Diese Bezeichnung wurde in den 1930er-Jahren auf der ganzen Welt übernommen.

Rote Blutkörperchen haben auf ihrer Oberfläche spezielle Moleküle, sogenannte **Antigene,** die sie von anderen unterscheiden. Sie regen das Immunsystem dazu an, sich gegen „Eindringlinge“ zu wehren. Menschen mit Blutgruppe A haben Antigene vom Typ A auf der Oberfläche der roten Blutkörperchen und Menschen mit Blutgruppe B Antigene von Typ B. Solche mit Blutgruppe AB haben beide Arten von Antigenen: A und B, während diejenigen mit Blutgruppe 0 keine von diesen Antigenen haben. Das Immunsystem produziert Antikörper, die uns gegen fremde Blutkörperchen verteidigen. Und so haben Menschen mit Blutgruppe A Antikörper gegen rote Blutkörperchen B und umgekehrt. Menschen mit Blutgruppe AB produzieren weder Antikörper vom Typ A noch B, während Menschen mit Blutgruppe 0 beide Arten von Antikörpern produzieren.

KARL LANDSTEINER

Österreichischer Arzt, geboren am 14. Juni 1868 in Baden und gestorben am 26. Juni 1943 in New York. Er war Professor für Medizin in Wien und New York. 1930 erhielt er den Nobelpreis für die Entdeckung der Blutgruppen.

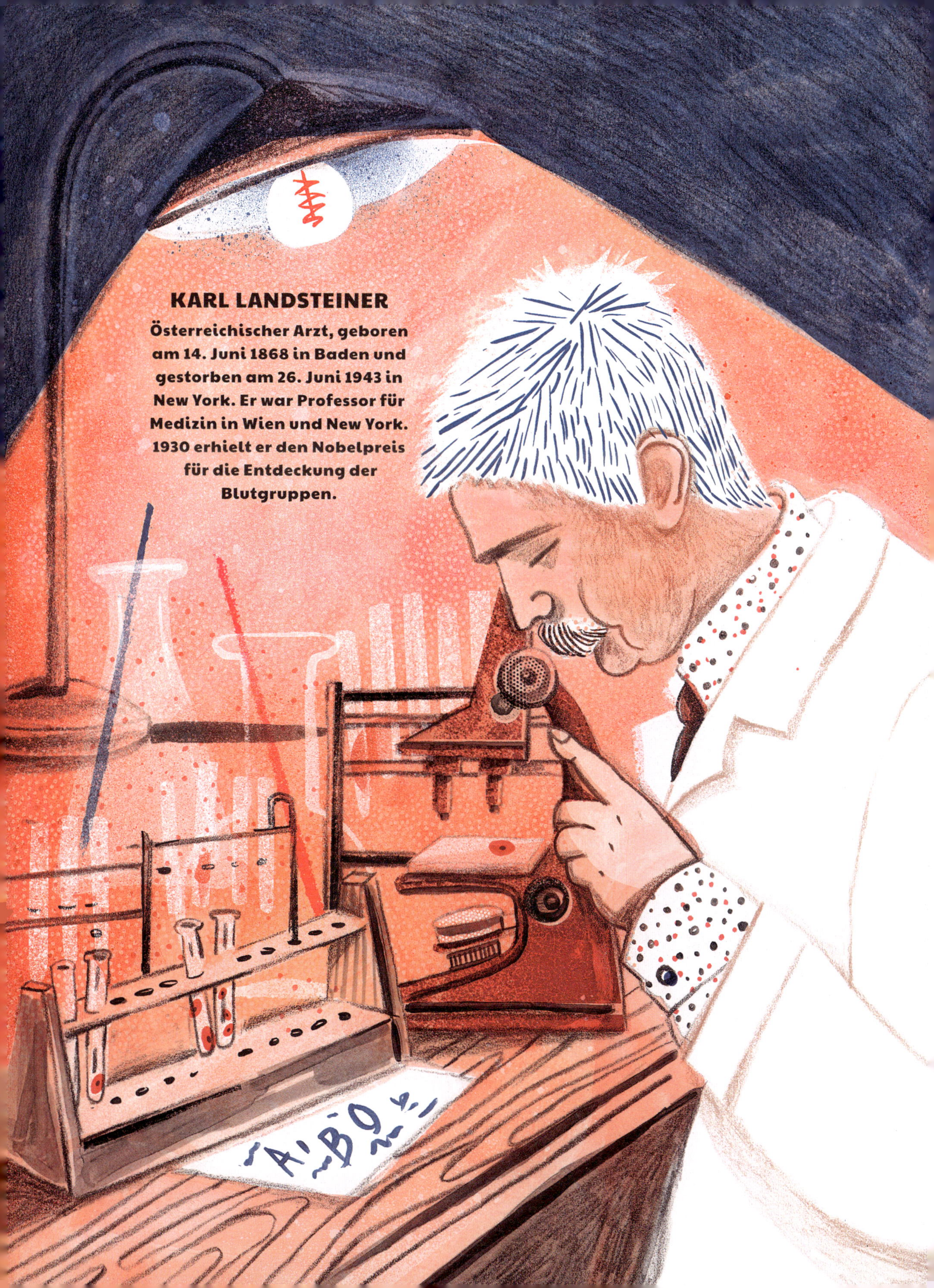

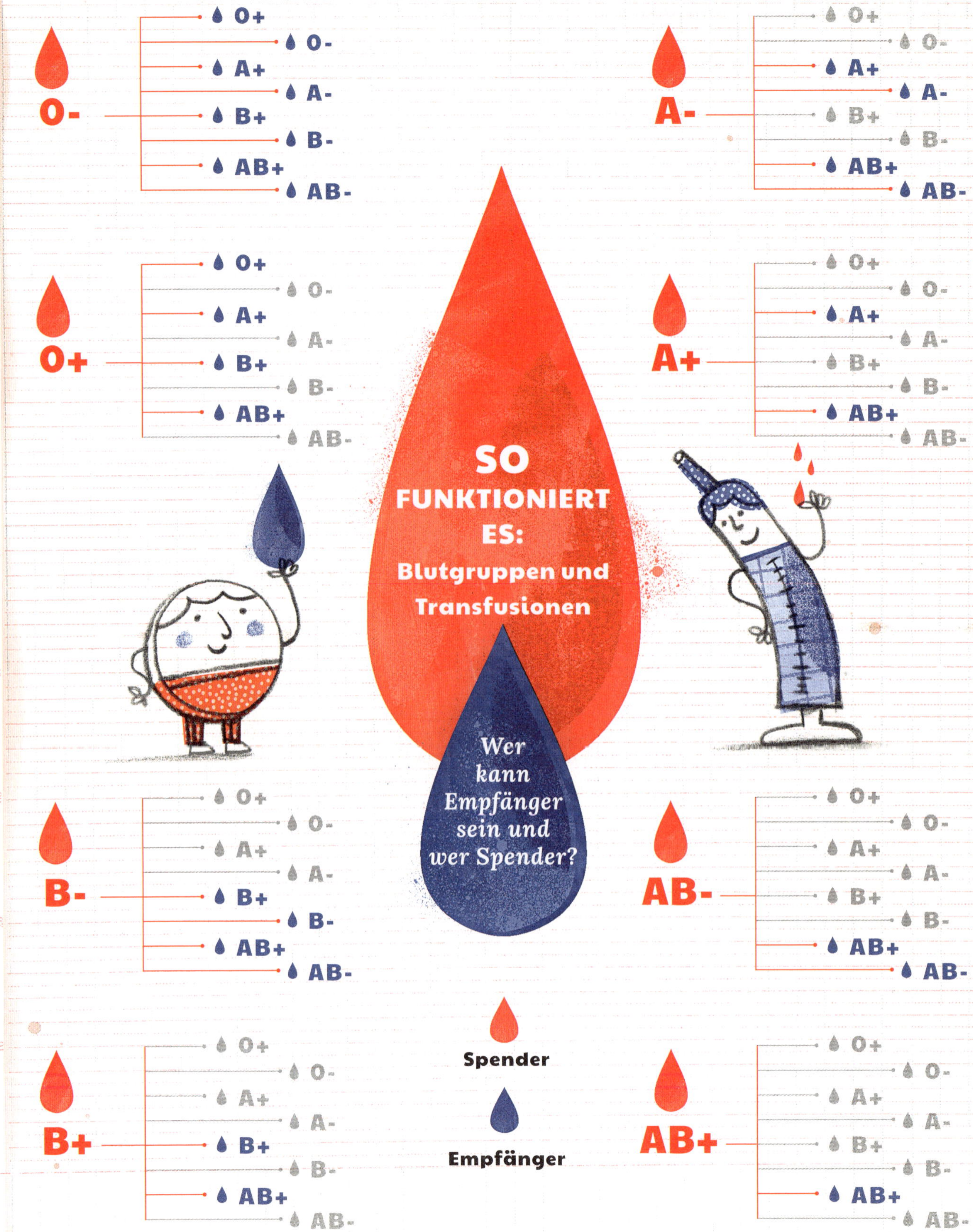
SO
FUNKTIONIERT
ES:
Blutgruppen und
Transfusionen
Wer
kann
Empfänger
sein und
wer Spender?
O-
O+ O- A+ A- B+ B- AB+ AB-
O+
O+ O- A+ A- B+ B- AB+ AB-
B-
O+ O- A+ A- B+ B- AB+ AB-
B+
O+ O- A+ A- B+ B- AB+ AB-
A-
O+ O- A+ A- B+ B- AB+ AB-
A+
O+ O- A+ A- B+ B- AB+ AB-
AB-
O+ O- A+ A- B+ B- AB+ AB-
AB+
O+ O- A+ A- B+ B- AB+ AB-
Spender
Empfänger

Bekommt ein Mensch mit Blutgruppe A Blut von jemandem mit Blutgruppe B, erkennt das Immunsystem die roten Blutkörperchen mit dem B-Antigen sofort als fremd und zerstört sie, indem es sie verklebt, wie Landsteiner beobachtete. Das ist eine sehr gefährliche Situation, sogar lebensbedrohlich. Daher wird die Blutgruppe der Empfängerin oder des Empfängers bestimmt, bevor eine Bluttransfusion durchgeführt wird. Ein Mensch mit Blutgruppe AB kann Blut von jedem beliebigen Spendenden erhalten, was ihn zur „idealen Empfängerin" oder zum „idealen Empfänger" macht, und jemand mit Blutgruppe 0 nur von jemandem mit derselben Blutgruppe. Daher ist er der „ideale Spendende".

Trotz intensiver Bemühungen der Wissenschaft um die Entwicklung von künstlichem Blut ist man immer noch auf freiwillige Blutspenden angewiesen. Deshalb gibt es in größeren Städten **Blutspendezentren,** in denen man Blut zum Testen und Einlagern spenden kann. Das Blut ist ein unschätzbares Geschenk für Menschen, die bei Unfällen oder Operationen viel Blut verloren haben. Um **ehrenamtlich Blut spenden zu können,** müsst ihr gesund und mindestens 18 Jahre alt sein. Man geht zum regionalen Blutspendezentrum und füllt ein Formular aus. Neben einer Aufbaumahlzeit bekommt man auch die Ergebnisse einer grundlegenden Blutuntersuchung, die vor der Weitergabe an andere durchgeführt werden muss, und natürlich wird die Blutgruppe bestimmt.

Transplantationen

Wie jedes andere Organ im menschlichen Körper kann auch das Herz krank werden. Medikamente können bei vielen Beschwerden helfen und manchmal ist eine Operation notwendig, aber es kommt auch vor, dass eine Krankheit äußerst schwer zu behandeln ist. Dann bleibt den Patientinnen und Patienten nur noch die **Transplantation.** Dabei wird ein krankes durch ein gesundes Herz ersetzt. Das gesunde Organ stammt von einem kürzlich Verstorbenen, der beispielsweise bei einem Auto- oder Motorradunfall ums Leben gekommen ist. Die Herztransplantation muss in einem spezialisierten Zentrum mit qualifizierten Herzchirurginnen und -chirurgen stattfinden, die in der Lage sind, diese sehr komplizierte Operation zu machen.

Die Herztransplantation selbst ist ein äußerst komplexer Eingriff, aber auch die Zeit unmittelbar danach ist für die Transplantierten sehr schwierig, da das Transplantat vom Körper abgestoßen werden kann. Um das zu vermeiden, müssen Spendende und Empfangende gut zusammenpassen. Nach der Operation erhält die Patientin oder der Patient besondere Medikamente, die sein Immunsystem unterdrücken. Dadurch wird man leider anfälliger für Angriffe von Bakterien und Viren, weshalb Transplantierte sich in einem speziellen **sterilen** Raum aufhalten müssen. Sie dürfen unmittelbar nach der Transplantation nicht besucht werden, damit sie sich nicht mit Krankheiten infizieren, mit denen der durch Medikamente und Operationen geschwächte Körper nicht fertig wird.

Die weltweit erste erfolgreiche Herztransplantation wurde am 3. Dezember 1967 in Kapstadt, Südafrika, von einem Team von **Kardiochirurgen** unter der Leitung von **Dr. Christiaan Barnard** durchgeführt. Die Operation war erfolgreich, aber der Patient überlebte mit dem neuen Herzen nur 18 Tage und starb schließlich an einer Lungenentzündung. Sein Immunsystem war durch die Medikamente geschwächt, die er bekam, damit sein Körper das Herz nicht abstieß. Nach weiteren Transplantationen lebten die Transplantierten deutlich länger, weil die Ärztinnen und Ärzte mit jedem Fall neue Informationen sammelten. Einer von Dr. Barnards Patienten lebte 23 Jahre mit einem neuen Herzen.

Die erste erfolgreiche Herztransplantation in Deutschland wurde am 13. Februar 1969 in einer Klinik in München durchgeführt. Leider lebte der Patient mit dem neuen Herzen nur 27 Stunden. Wie in Kapstadt führten die gesammelten Erfahrungen und das Wissen über das Immunsystem aber dazu, dass Transplantierte immer länger überlebten.

Nicht nur das Herz kann transplantiert werden, sondern auch andere lebenswichtige Organe wie Lunge, Nieren und Leber. Die Transplantation von paarigen Organen, also Organen, von denen wir zwei haben, ist viel einfacher. Ein Mensch kann gesund sein, obwohl er zum Beispiel nur eine Niere hat. Unter den nächsten Verwandten ist es viel einfacher, Spendende zu finden, deren Organ vom Organismus der Empfangenden nicht abgestoßen wird. So können Transplantationen zwischen Familienmitgliedern durchgeführt werden und man muss nicht auf einen verstorbenen Spendenden warten. Die Leber wiederum ist ein außergewöhnliches Organ mit erstaunlichen regenerativen Fähigkeiten, und obwohl sie kein paariges Organ ist, reicht es aus, ein Stück davon zu transplantieren.

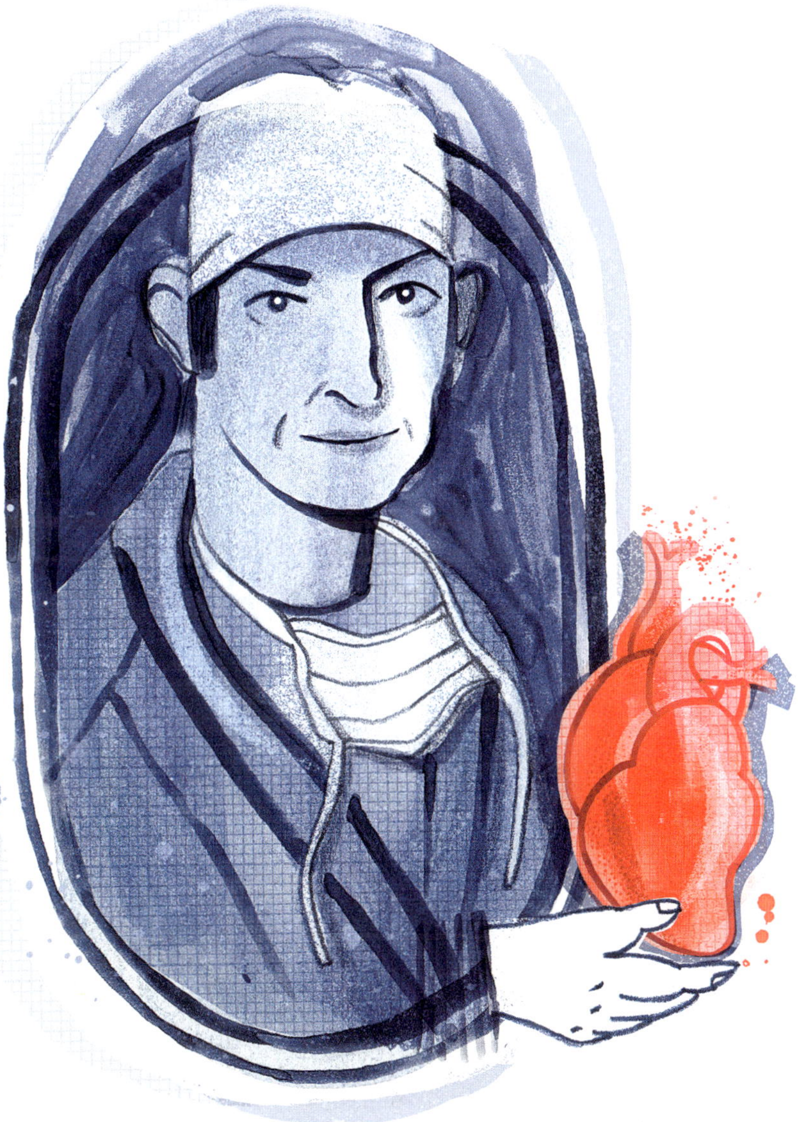

CHRISTIAAN BARNARD

Südafrikanischer Herzchirurg, geboren am 8. November 1922 in Beaufort West und gestorben am 2. September 2001 in Paphos. Er war Leiter des Zentrums für Herzforschung und -chirurgie an der Universität von Kapstadt, der Hauptstadt Südafrikas. Als Erster weltweit führte er eine Herztransplantation an einem Menschen durch.

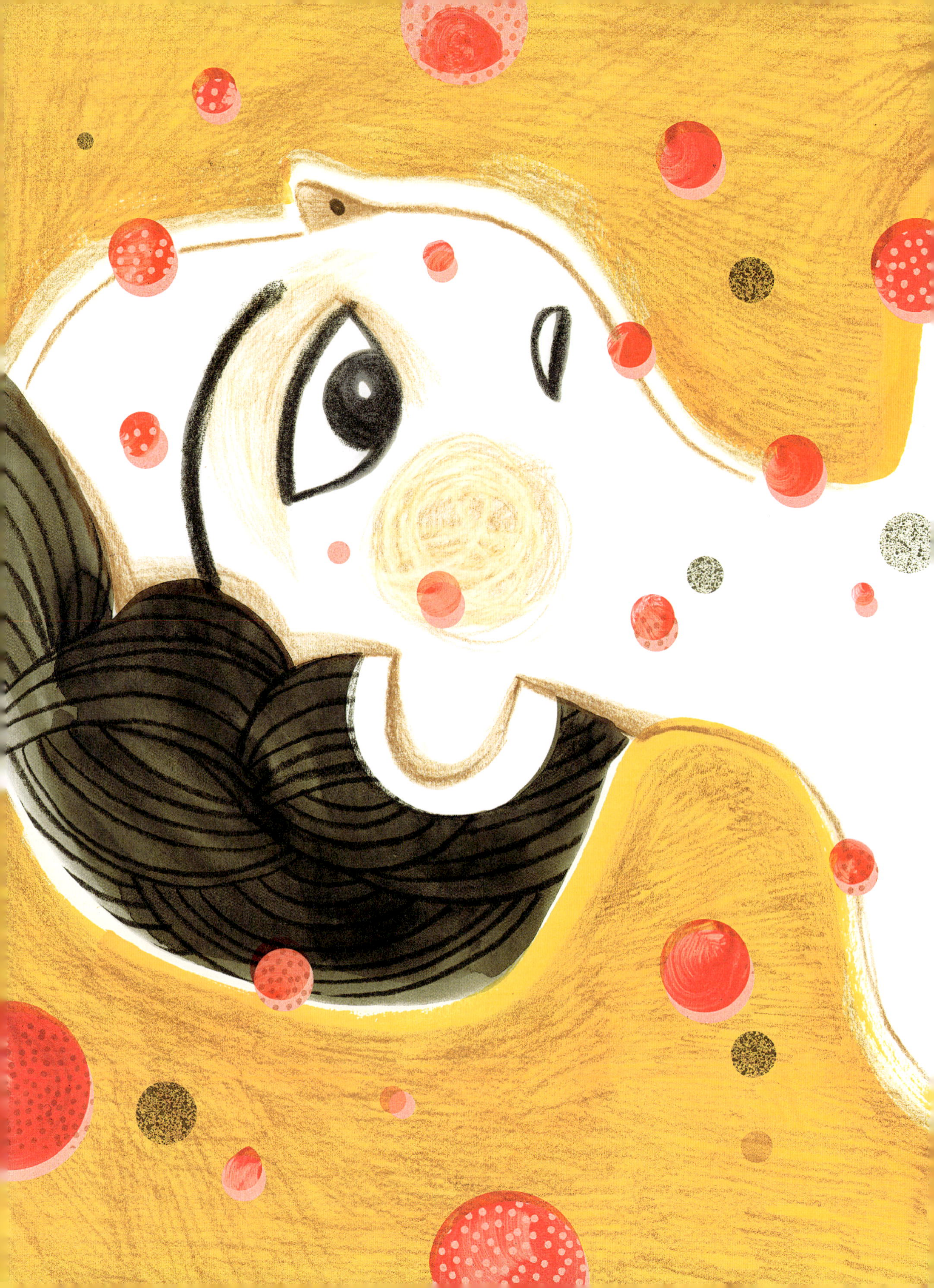

Kapitel V

Ansteckende Krankheiten: Der Kampf gegen Bakterien und Viren

Unter dem Mikroskop

Menschen bekommen seit jeher Krankheiten, die durch für sie unsichtbare Bakterien und Viren verursacht werden. Früher wusste man noch nicht, was Seuchen wie z. B. Pockenepidemien verursachte. Die Krankheiten wurden nicht geheilt und Infektionen, die heute harmlos sind, endeten vor 200 Jahren noch tödlich und dezimierten ganze Städte. Der medizinische Durchbruch gelang, als man eine Verbindung zwischen Bakterien und Krankheiten herstellte. Das geschah erst mehr als 200 Jahre nachdem Forschende die Mikroorganismen unter dem Mikroskop erblickt hatten.

Bakterien und Viren gehören zu den kleinsten Lebewesen auf unserem Planeten. Sie sind so klein, dass wir sie mit bloßem Auge nicht sehen können. Da hilft auch keine Lupe. Forschende erfuhren erst von der Existenz von Bakterien, als sie ein spezielles Gerät bauten, das sie **Mikroskop** nannten. Einfach ausgedrückt handelt es sich um eine sehr starke Lupe, mit der man die kleinsten Lebewesen in einem Wassertropfen sehen kann. **Antoni van Leeuwenhoek** lebte im 17. Jahrhundert, also vor fast 400 Jahren, als Tuchhändler in der niederländischen Stadt Delft und baute eines der ersten besseren Mikroskope. Er war kein Arzt oder Biologe, er wollte sich nur die Faserstruktur der Stoffe genau ansehen und so deren Qualität beurteilen. Sein optisches Instrument vergrößerte die betrachteten Objekte nur 240-fach, was im Vergleich zu heute verwendeten Mikroskopen sehr wenig ist. Eine solche Vergrößerung reichte jedoch aus, damit der Kaufmann winzige Organismen in einem Tropfen Seewasser oder einzelne Zellen im Blut erkennen konnte.

Im Laufe der Jahre frönte Leeuwenhoek seiner Leidenschaft und beobachtete Bakterien und winzige Wassertiere im Hinterzimmer seines Tuchladens. Er notierte seine Beobachtungen sorgfältig in Büchern, die später von anderen Forschenden verwendet wurden. Die optischen Instrumente wurden immer weiter entwickelt, bis es moderne **Elektronenmikroskope** gab, deren Vergrößerung bis zu 3 Millionen Mal beträgt! So können wir die Bakterienzellen nicht nur sehen, sondern sogar die kleinsten Details ihrer inneren und äußeren Struktur erforschen.

MIKROSKOPE: **1.** um **1695** von **Stephen Gray,** England, **2. 1673–1748** von **Johan Joosten van Musschenbroek,** Niederlande, **3. 1700–1725** von unbekannt, Italien, **4. 1739** von **Guillaume Ménard,** Frankreich, **5.** um **1745** von **George Sterrop,** England, **6. 1767** von **Jacob Lommers,** Niederlande, **7. 1775–1795** von unbekannt, England oder Deutschland, **8.** um **1800** von unbekannt, Deutschland, **9. 1830** von unbekannt, Deutschland, **10.** um **1849** von **Georges Oberhaeuser,** Frankreich, **11.** um **1890** von **Watson & Sons,** England, **12. 1905** von **Ernst Leitz,** Deutschland

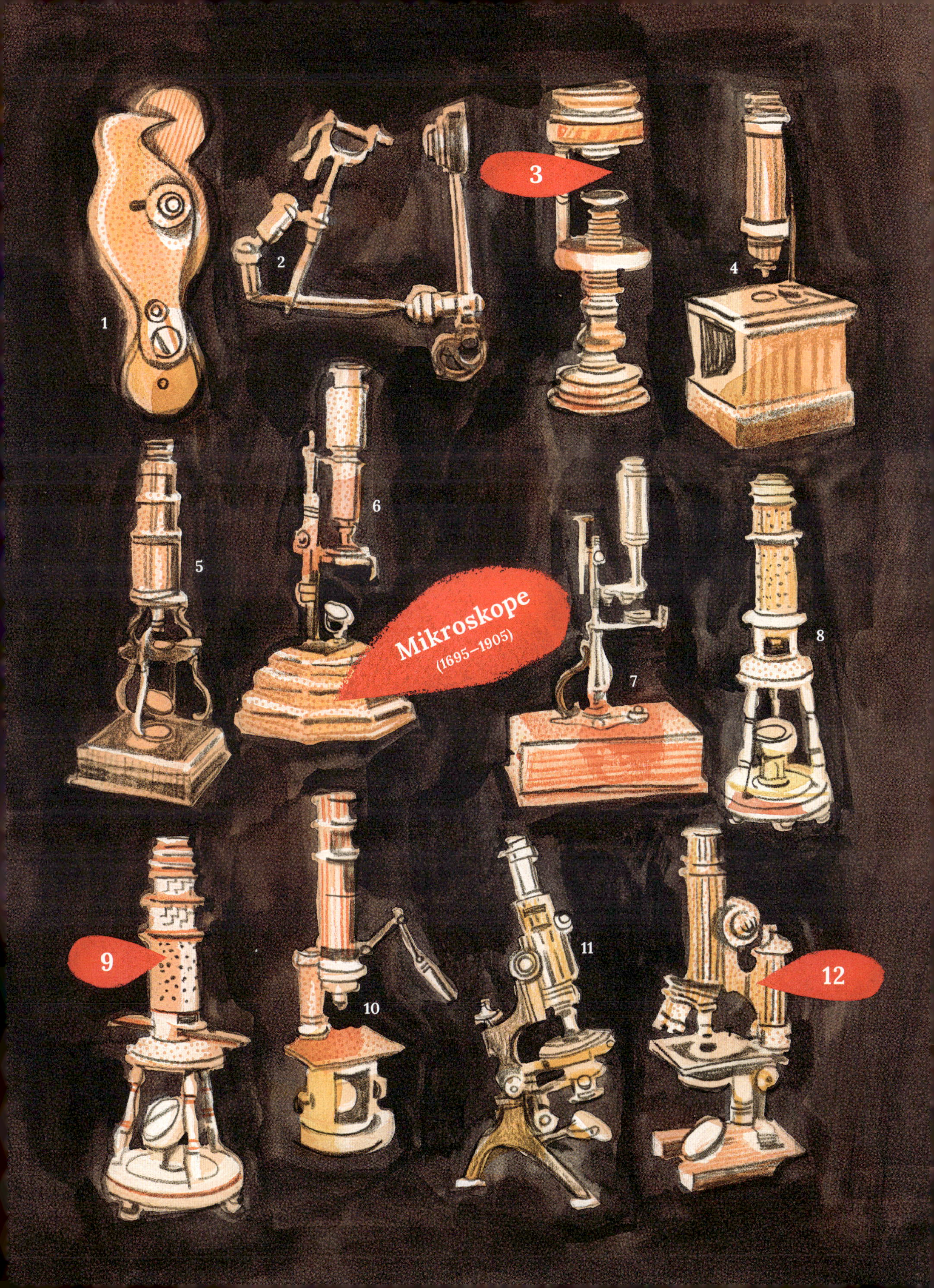
1
2
3
4
5
6
Mikroskope
(1695–1905)
7
8
9
10
11
12

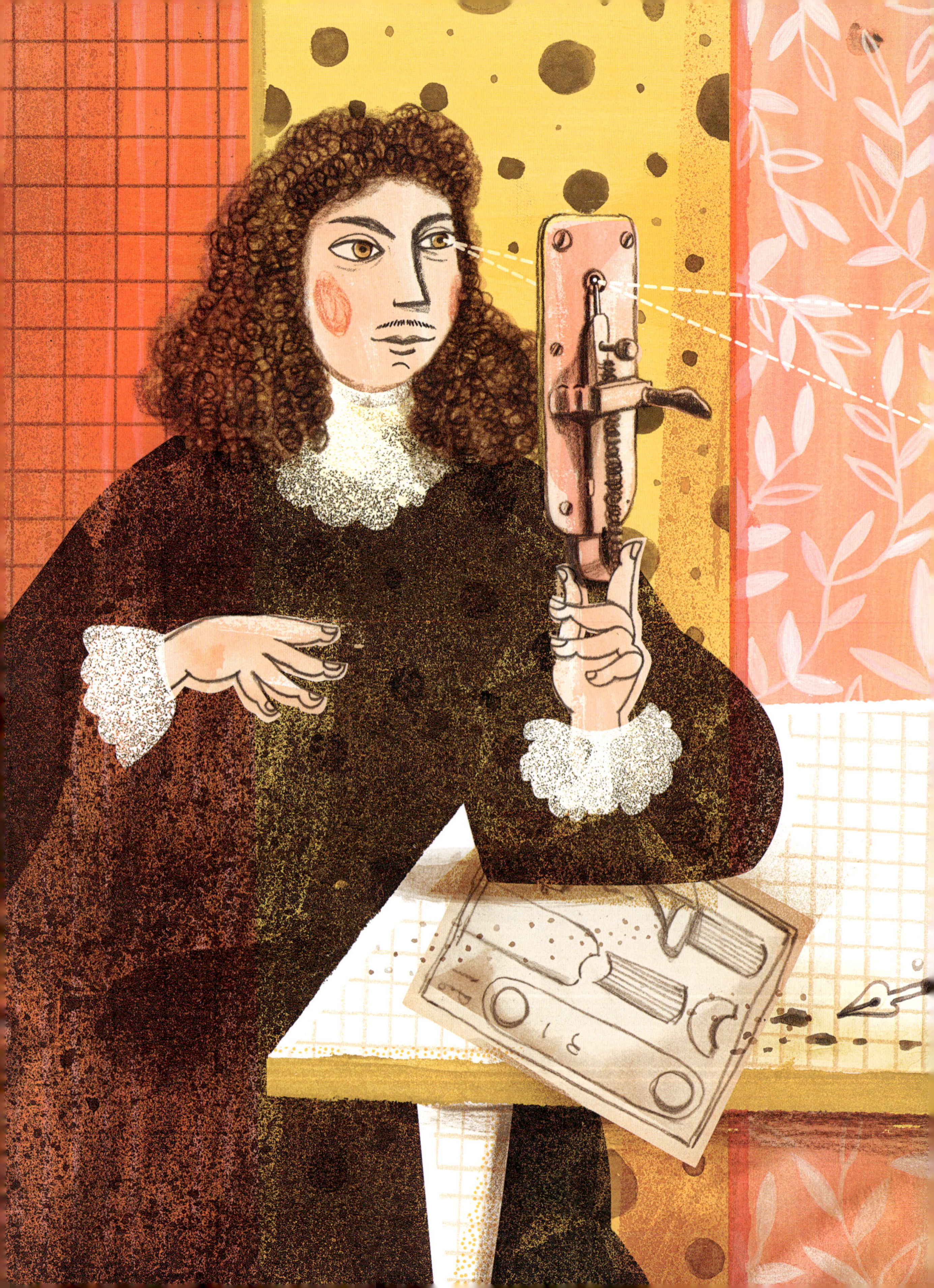

ANTONI VAN LEEUWENHOEK

Niederländischer Unternehmer und Naturliebhaber, geboren am 24. Oktober 1632 in Delft und gestorben am 26. August 1723 in der gleichen Stadt. Ging als Begründer der Mikrobiologie in die Geschichte ein.

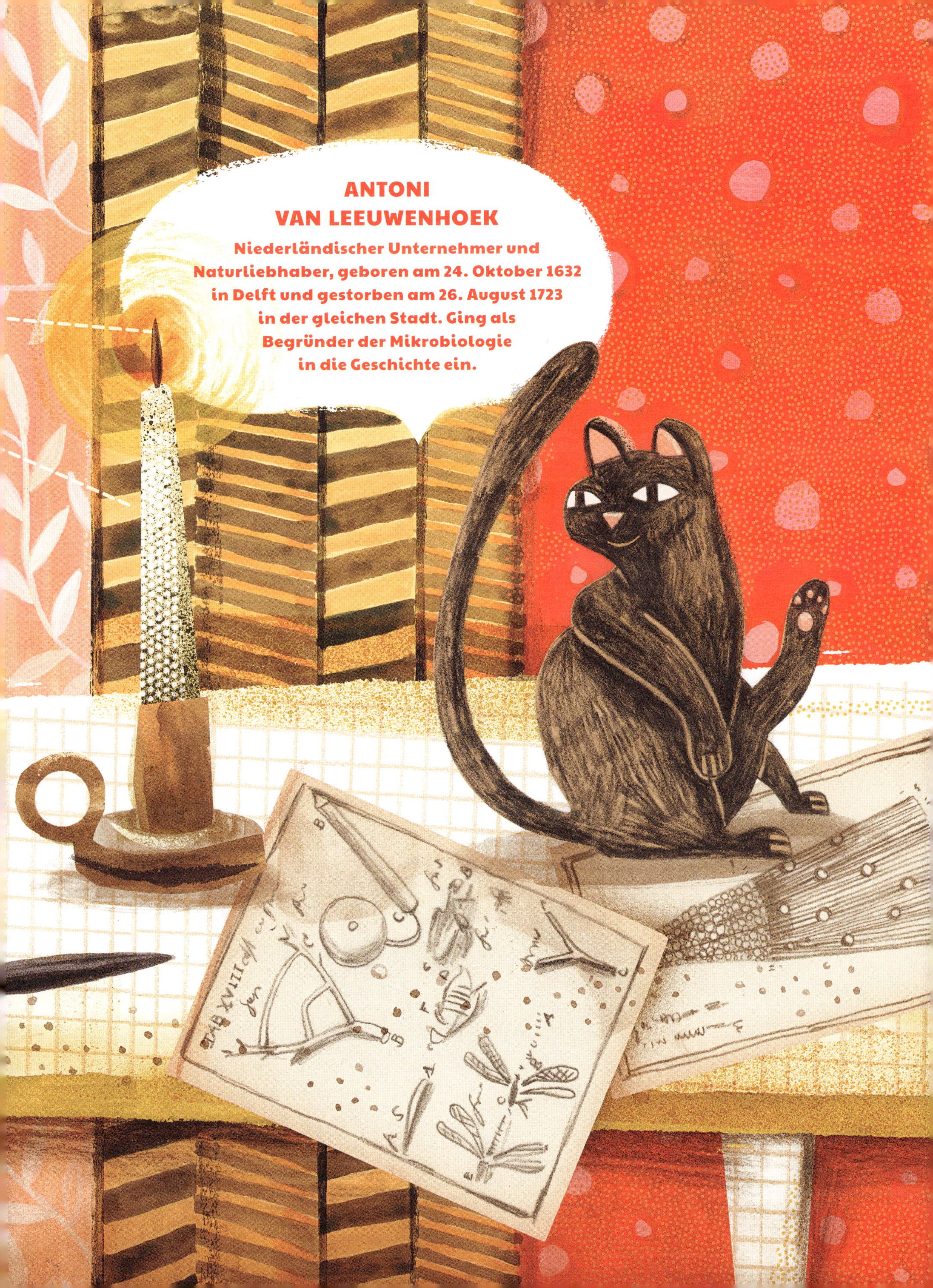

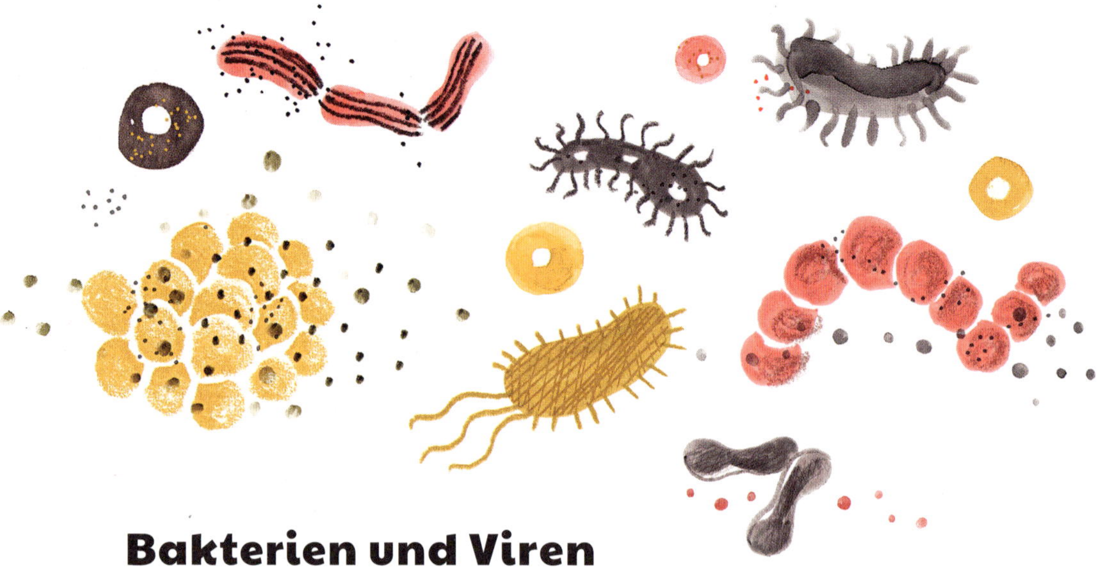

Bakterien und Viren

Bakterien sind Mikroorganismen, die aus nur einer Zelle bestehen. Einige können zusammenkleben und Kolonien oder eine dünne Schicht namens **Biofilm** bilden. Sie haben oft interessante Formen: stabförmig, kugelförmig oder sogar spiralförmig. Sie sind sehr klein und man zählt Millionen von ihnen in einem einzigen Wassertropfen. Außerdem gibt es so viele Arten, dass es der **Mikrobiologie,** spezialisiert auf Kleinstlebewesen, noch nicht gelungen ist, sie alle kennenzulernen und zu beschreiben. Manche Bakterien leben in heißen Quellen und andere auf Gletschern, weil sie extreme Bedingungen mögen, also sehr hohe oder niedrige Temperaturen. Einige von ihnen sind nützlich, wie zum Beispiel Bakterien, die mit Pflanzen in **Symbiose** leben, also mit ihnen zusammenarbeiten. Die Bakterien versorgen die Pflanzen mit Nährstoffen, die diese nicht selbst erzeugen können. Es gibt auch Mikroorganismen, die in unserem Verdauungssystem leben, wo sie uns helfen, unsere Nahrung zu verdauen. Die Umgebung dort ist auch extrem – stark sauer, mit wenig Sauerstoff und ohne Licht. Auch auf unserer Hautoberfläche leben viele Bakterien. Einige sind nützlich, andere harmlos, doch es gibt auch einige, die Krankheiten wie Lebensmittelvergiftungen (verursacht durch **Salmonellen**) oder Tuberkulose, eine sehr schwer zu behandelnde Lungenkrankheit, verursachen. Das Bakterium ***Helicobacter pylori,*** das im sauren Milieu des Magens gedeiht, scheidet beispielsweise Toxine aus, die Entzündungen verursachen, die wiederum zu Magengeschwüren führen. Die krank machende Wirkung von Bakterien wurde von zwei australischen Wissenschaftlern entdeckt: Barry Marshall und Robin Warren. Um seine These zu beweisen, trank Dr. Marshall selbst eine Helicobacter-pylori-Lösung und hatte nach wenigen Tagen die ersten Krankheitssymptome. Dank der Arbeit dieser mit dem Nobelpreis ausgezeichneten Wissenschaftler können Ärztinnen und Ärzte nun Geschwüre, die durch dieses Bakterium verursacht werden, mit Antibiotika behandeln.

Krankheiten können nicht nur durch Bakterien verursacht werden, sondern auch durch **Viren,** wie durch das uns bekannte Grippevirus. Sie haben eine sehr einfache innere Struktur und vermehren sich nur in menschlichen, tierischen oder pflanzlichen Zellen. Genau diese Abhängigkeit unterscheidet sie von Bakterien. Sie sind jedoch ebenso gefährlich für uns, weshalb Forschende seit Jahrhunderten nach Wegen suchen, um sie effektiv zu bekämpfen. Millionen von Menschen sind weltweit an den Folgen von Viren-Epidemien gestorben. Bestimmte Viren sind so gefährlich, dass sie nur in wenigen, ausreichend gesicherten Labors unter besonders strengen Kontrollen erforscht werden.

MIKROBIOM

Der Begriff „Mikrobiom“ wurde erstmals 2001 von Nobelpreisträger Joshua Lederberg verwendet. Auf diese Weise definierte er alle Mikroorganismen, die natürlich in und auf Lebewesen leben. Das Mikrobiom kann aus Bakterien, Hefen, Pilzen, Protozoen und Viren bestehen. Nicht alle sind „freundlich“ zu ihrem Wirt und können Krankheiten verursachen. Die meisten Mikroorganismen bewohnen das Verdauungssystem, aber wir finden sie auch auf der Haut, im Speichel und sogar im Auge!

Magen und Zwölffingerdarm sind nahezu frei von Mikrobiomen, da der niedrige pH-Wert des Magensaftes das Wachstum der meisten Mikroorganismen nicht begünstigt. Ausnahme ist das Bakterium *Helicobacter pylori*, das auch im sauren Milieu des Magens wachsen kann.

Die meisten Mikroorganismen befinden sich im Dickdarm, es sind eine Billion Zellen in einem Gramm Darminhalt! Wissenschaftler schätzen, dass das Verdauungssystem zehnmal mehr Mikroben enthält, als wir im gesamten Körper Zellen haben (insgesamt etwa 100 Billionen Zellen mit einem Gewicht von etwa zwei Kilogramm). Darmmikroorganismen bauen Nährstoffe ab – Zucker, Proteine, Fette und abgestorbene Zellen oder Schleim.

CORONAVIRUS

Ende 2019 begann die Epidemie der Krankheit COVID-19, die durch das neuartige Coronavirus SARS-CoV-2 verursacht wurde. COVID-19 ist eine vor allem über winzige Tröpfchen (Aerosole, die eingeatmet werden) übertragene Infektionskrankheit. Die Epidemie breitete sich innerhalb weniger Monate über die ganze Welt aus und entwickelte sich zu einer Pandemie. COVID-19 ist besonders gefährlich für ältere und vorerkrankte Menschen, die manchmal daran sterben können. Gleichzeitig zeigen viele Infizierte keinerlei Krankheitssymptome. Zu den Symptomen zählen beispielsweise Fieber, Husten oder Kopfschmerzen. Anfang 2020 führten die meisten Länder der Welt zahlreiche Beschränkungen ein, um die Ausbreitung des Virus zu verlangsamen. Kindergärten, Schulen, Kinos, Theater und die meisten Geschäfte wurden geschlossen, Konzerte und Sportveranstaltungen abgesagt. Ratsam ist es, **HÄUFIG DIE HÄNDE ZU WASCHEN UND ZU DESINFIZIEREN, SCHUTZMASKEN ZU TRAGEN** und **RÄUMLICHE DISTANZ ZU ACHTEN**, also einen Sicherheitsabstand zu anderen Menschen einzuhalten. Viele Labore auf der ganzen Welt arbeiten an wirksamen Medikamenten gegen COVID-19 und Impfstoffen gegen das Coronavirus. Einige von ihnen werden bereits eingesetzt.

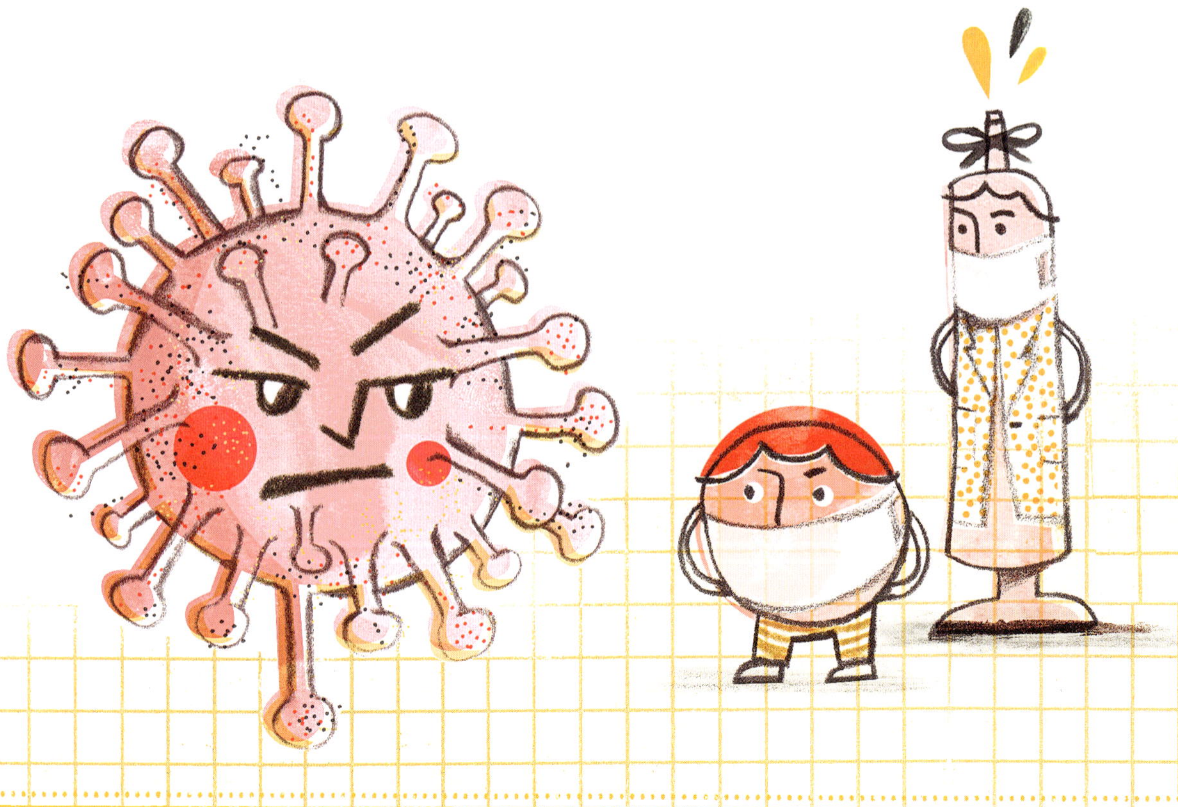

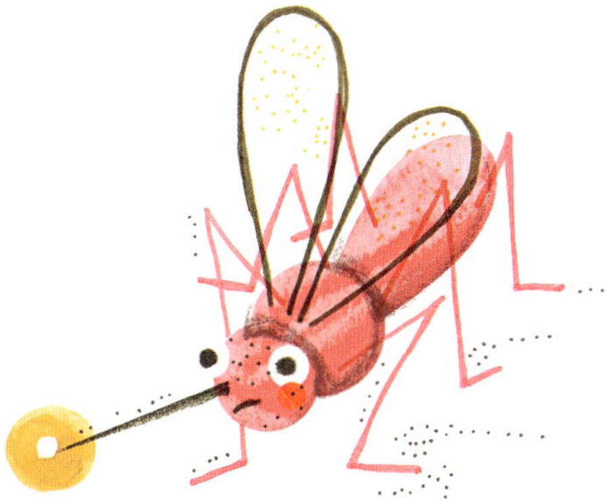

Plasmodium und Malaria

Es gibt eine weitere Gruppe von Mikroorganismen, die Krankheiten verursachen können:. die Protozoen. Sie sind nicht so klein wie Bakterien oder Viren und unter dem Mikroskop viel besser zu erkennen. Einige von ihnen können sich mit Bewegungsorganen wie Geißeln oder Wimpern aktiv bewegen. Viele von ihnen sind nützlich für Mensch und Tier, weil sie den Boden düngen oder Teil des Zooplanktons sind, also sehr kleiner Lebewesen, die beispielsweise von Walen gefressen werden. Einige Protozoen verursachen jedoch schwere Krankheiten wie **Malaria.**

Sie ist die am häufigsten vorkommende Infektionskrankheit der Welt. Jedes Jahr erkranken mehr als 220 Millionen Menschen daran und zwischen 1 und 3 Millionen sterben, hauptsächlich Kinder. Malaria kommt in den tropischen Regionen Afrikas und Asiens vor. Das Protozoon, das sie verursacht, ist das Malaria-Plasmodium, das durch den Speichel weiblicher Mücken übertragen wird. Sobald es in den menschlichen Körper gelangt, produziert es Nachkommen in den roten Blutkörperchen, die so schneller abgebaut werden. Dieser Prozess verursacht die Symptome der Krankheit: sehr hohes Fieber und Schüttelfrost alle zwei oder drei Tage, wenn die nächsten Generationen der Plasmodien schlüpfen. Trotz jahrelanger Bemühungen auf der ganzen Welt gibt es bis heute noch kein wirksames Heilmittel und keinen Impfstoff gegen Malaria. Schützen kann man sich vor der Krankheit, indem man sich vor den Mücken selbst schützt: mit Moskitonetzen oder chemischen Abwehrmitteln sowie mit speziellen vorbeugenden Medikamenten.

Interessanterweise gibt es Erbkrankheiten, die die Betroffenen immun gegen eine Infektion durch die Malaria-Plasmodien machen. Eine dieser Krankheiten ist die **Sichelzellenanämie,** von der ihr im ersten Kapitel gelesen habt. Erinnert euch, dass eine genetische Mutation die Form der roten Blutkörperchen von oval zu sichelförmig verändert. Sie werden aus dem Blutkreislauf entfernt, bevor der Lebenszyklus der Plasmodien endet. Daher hat die Krankheit keine Zeit, sich zu entwickeln. Untersuchungen haben gezeigt, dass Sichelzellenanämie in von Malaria betroffenen Gebieten besonders häufig ist.

Pasteur und der Tollwutimpfstoff

Die kleinsten Organismen, die unseren Planeten bewohnen – Viren, Bakterien und Protozoen –, werden von einem Zweig der Biologie namens **Mikrobiologie** untersucht („mikro" heißt klein, winzig). Der Wendepunkt für dieses Wissenschaftsgebiet war das 19. Jahrhundert. Damals führten Forschende die wichtigsten Experimente durch, die bewiesen, dass viele Krankheiten bei Mensch und Tier durch diese Mikroorganismen verursacht werden. Der Franzose **Louis Pasteur** war einer der berühmtesten Forscher dieser Zeit.

Pasteurs wichtigste Leistung bestand darin, nachzuweisen, dass Mikroben, die später als Viren identifiziert wurden, **Tollwut** verursachen. Es gelang ihm zudem einen Impfstoff gegen diese schwere Krankheit, mit der man sich bei Tieren anstecken kann, zu entwickeln. Zunächst führte Pasteur Experimente an Hunden durch. Er verabreichte gesunden Hunden abgetötete Tollwutviren von kranken Tieren. Anschließend infizierte er die Hunde mit krankheitserregenden Viren. Hunde, die mit den abgetöteten Viren geimpft worden war, erwiesen sich als resistent gegen Tollwut.

Eines Tages wurde Louis Pasteur von der Mutter des neunjährigen Joseph Meister angesprochen, der von einem Hund gebissen worden war, der möglicherweise Tollwut hatte. Zu der Zeit war bekannt, dass Pasteur an einem Impfstoff arbeitete, aber noch nicht zu Studien am Menschen übergegangen war. Der französische Wissenschaftler beschloss, dem Jungen zu helfen, obwohl er nicht sicher wusste, ob der Hund, der ihn angegriffen hatte, wirklich krank war. Er gab Joseph den

PASTEURISIERUNG

Louis Pasteur befasste sich nicht nur mit Medizin und vorbeugenden Impfungen, er schrieb auch Geschichte dank seiner Forschungen zu den Prozessen der Bier- oder Weinherstellung, also der alkoholischen Gärung, und der sicheren Lebensmittelkonservierung. Der Begriff „Pasteurisierung" kommt von seinem Nachnamen. Es handelt sich um eine LEBENSMITTELKONSERVIERUNGSTECHNIK, die darin besteht, Lebensmittelprodukte zu erhitzen, um das Wachstum von Mikroorganismen zu zerstören oder zu hemmen und gleichzeitig den Geschmack und Nährwert des Produkts zu bewahren. Beispielsweise wird Milch pasteurisiert, indem man sie auf 72 bis 100 °C erhitzt. Die Milch kann dann bei maximal 8 °C gelagert werden.

NOBELPREIS

Eine sehr wichtige Auszeichnung, die für herausragende Leistungen im Bereich der Wissenschaft, Literatur und Frieden verliehen wird. Begründer war Alfred Nobel, ein schwedischer Industrieller und der Erfinder des Dynamits, der in seinem Testament festlegte, wie mit seinem Vermögen zu verfahren sei. Der Preis wird in mehreren Bereichen verliehen: Physik, Chemie, Physiologie oder Medizin, Friedensbemühungen und Literatur. Außerdem gibt es seit 1968 den Alfred-Nobel-Gedächtnispreis für Wirtschaftswissenschaften. Die Preisträger werden im Oktober bekannt gegeben und die Preise bei einer Gala im Dezember in Stockholm verliehen.

experimentellen Impfstoff und verhinderte so, dass er erkrankte. Nach drei Monaten wurde der Junge sorgfältig untersucht und es stellte sich heraus, dass er keine Tollwutsymptome zeigte. Joseph Meister blieb dem Wissenschaftler, der ihm wahrscheinlich das Leben gerettet hatte, bis an sein Lebensende dankbar.

Aufgrund seiner großen Erfolge konnte Louis Pasteur in Paris zusammen mit seinen Kollegen das **Institut Pasteur** gründen. In den Labors wurden viele bahnbrechende Entdeckungen gemacht und die Mitarbeitenden des Instituts haben mehrfach die wichtigste wissenschaftliche Auszeichnung der Welt erhalten – den **Nobelpreis** für Physiologie oder Medizin. Pasteur selbst wurde damit nicht geehrt, da er starb, bevor Alfred Nobel diese prestigeträchtige Auszeichnung einrichtete. In Frankreich wird Louis Pasteur so sehr verehrt, dass er nach seinem Tod in der Kathedrale Notre Dame, der wichtigsten Kirche von Paris, bestattet wurde. Derzeit ruht der Sarg mit dem Körper des Wissenschaftlers in einer speziellen Kapelle im Gebäude des von ihm gegründeten Instituts.

Etwa zur gleichen Zeit wie Louis Pasteur experimentierte auch **Robert Koch** mit Bakterien – zwischen beiden Wissenschaftlern herrschte sogar eine gewisse Rivalität. Koch fand unter anderem heraus, welcher Mikroorganismus **Tuberkulose** (früher Schwindsucht) verursacht. Irgendwann dachte er sogar, er hätte ein Heilmittel entdeckt, doch erwies es sich bald als unwirksam. Auch Robert Koch perfektionierte die Umgangsmethoden mit Bakterien – einige davon wenden wir noch heute an. Er entwickelte eine Reihe von Regeln, mit denen experimentell festgestellt werden konnte, ob ein bestimmter Mikroorganismus eine bestimmte Krankheit verursachen kann.

LOUIS PASTEUR

Französischer Chemiker, geboren 27. Dezember 1822 in Dole (Frankreich) und gestorben am 28. September 1895 in Villeneuve-L'Étang. Er perfektionierte die Fermentationsmethoden bei der Herstellung von Bier und Wein. Dank seiner Arbeit entwickelte sich die organische Chemie. Geschichte schrieb er vor allem wegen seiner Leistungen auf dem Gebiet der Bakteriologie und Virologie, die zur Entwicklung des ersten Schutzimpfstoffs für Menschen (gegen Tollwut) führten.

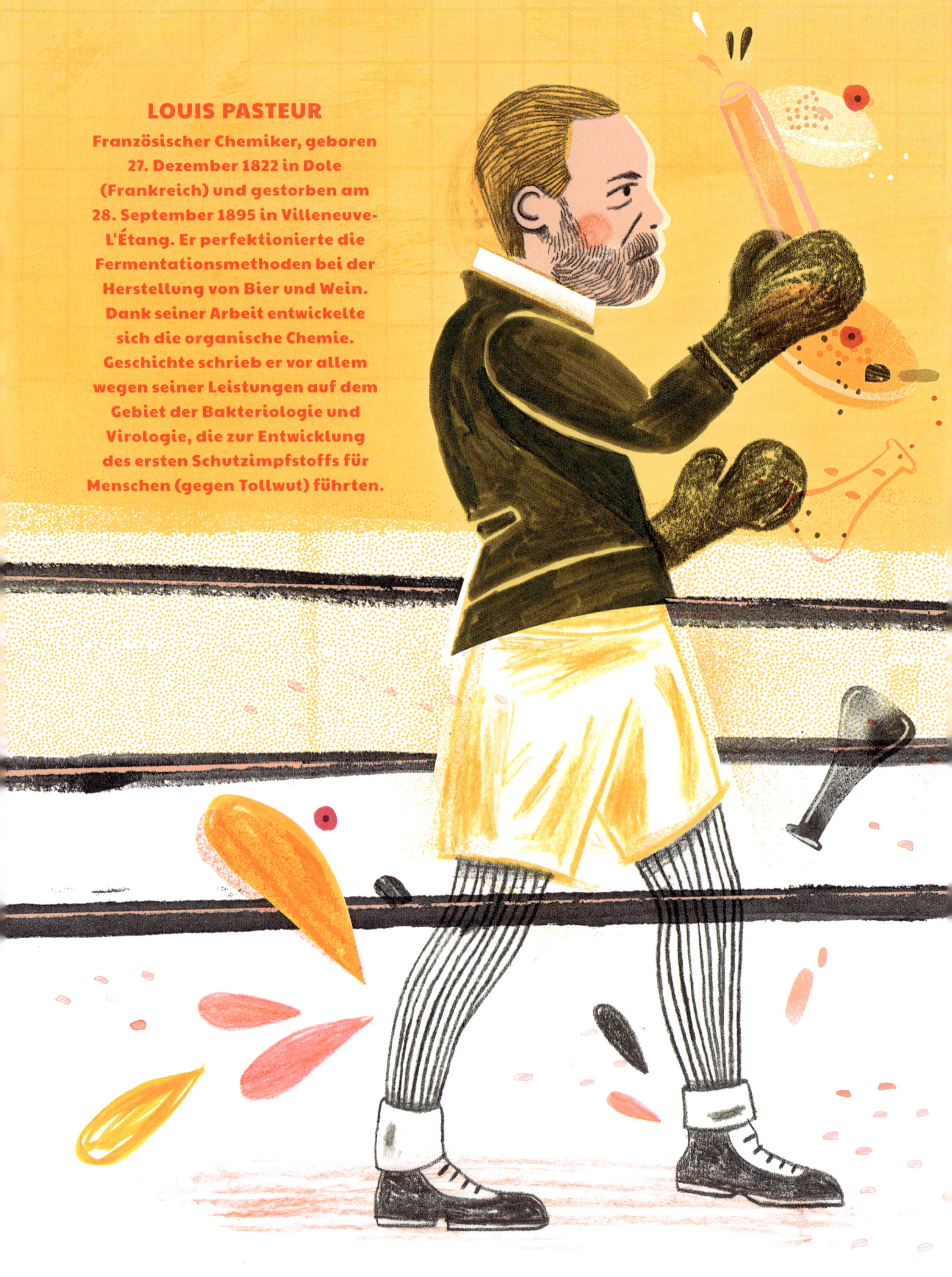

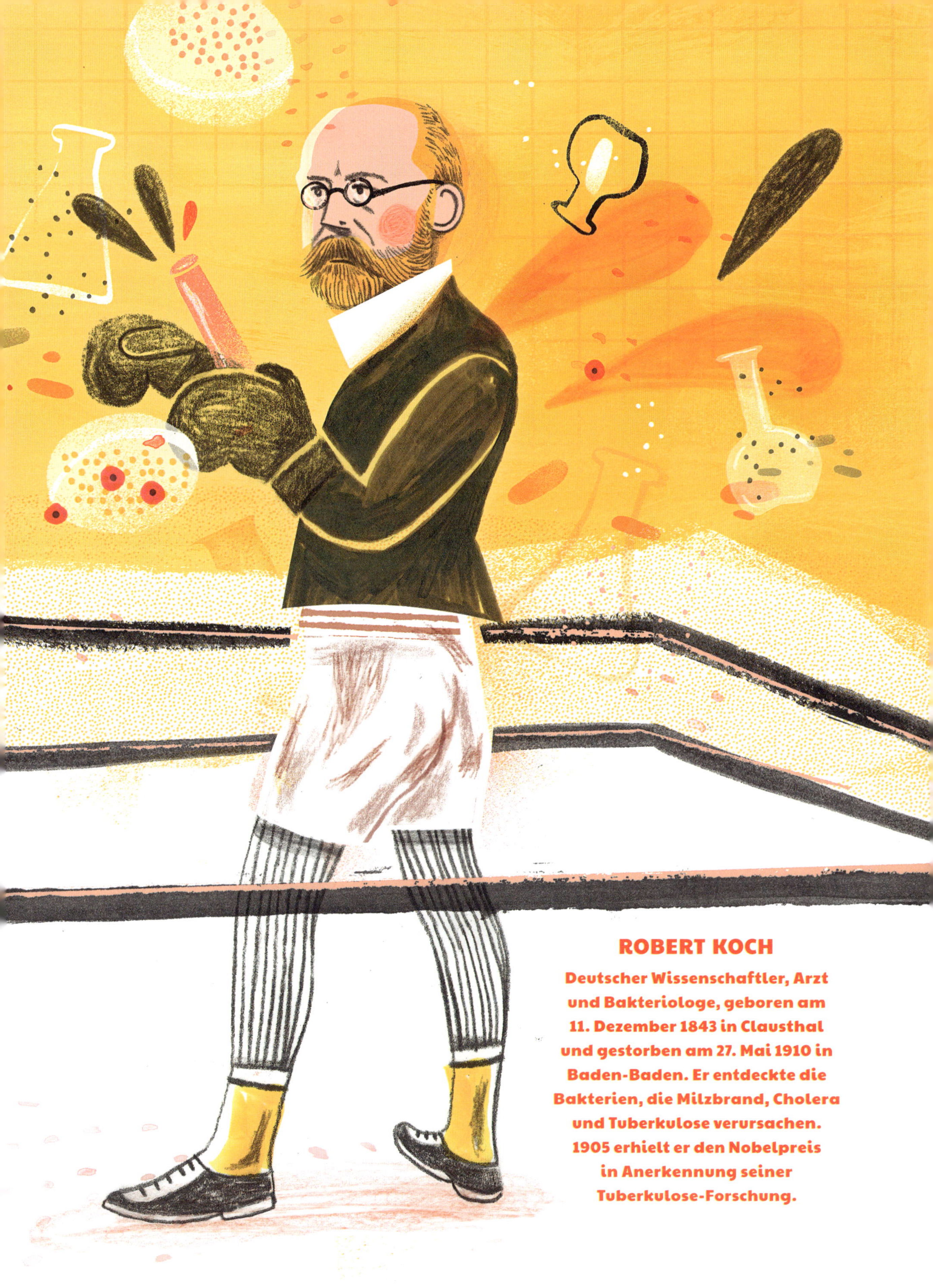

ROBERT KOCH

Deutscher Wissenschaftler, Arzt und Bakteriologe, geboren am 11. Dezember 1843 in Clausthal und gestorben am 27. Mai 1910 in Baden-Baden. Er entdeckte die Bakterien, die Milzbrand, Cholera und Tuberkulose verursachen. 1905 erhielt er den Nobelpreis in Anerkennung seiner Tuberkulose-Forschung.

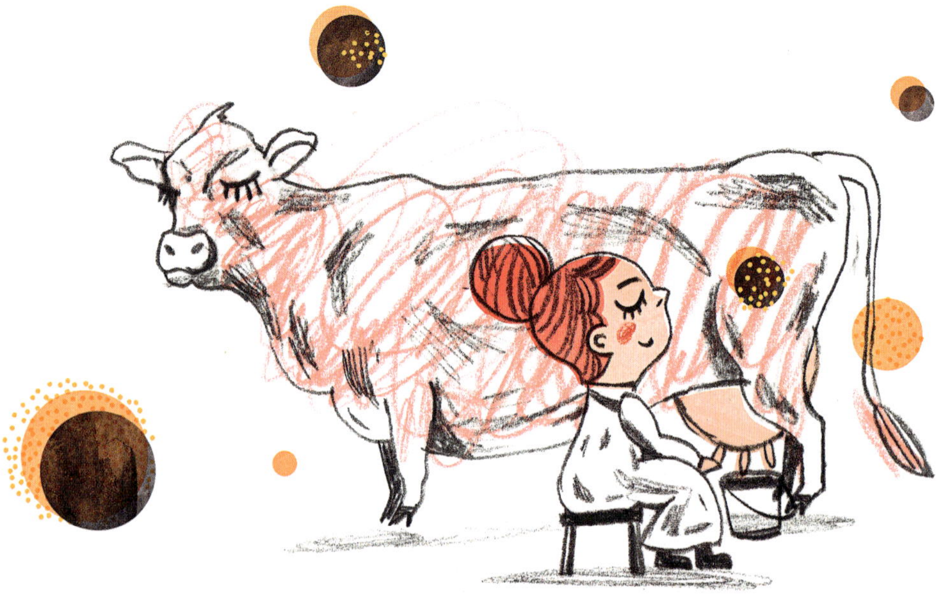

Jenner – der Bezwinger des Pockenvirus

Ein weiterer großer Wissenschaftler, dem wir die Verbreitung der **Immunisierung** verdanken, war **Edward Jenner.** Der britische Biologe erfand den Pockenimpfstoff. Die Pocken sind eine sehr ansteckende Viruserkrankung, für die man nie ein wirksames Heilmittel fand. Sie verläuft sehr schnell und endete für viele tödlich. Jenner, der auf dem Land lebte, bemerkte, dass die Leute, die mit Kühen arbeiteten, eine milde Pockenvariante bekamen. Sie konnte nur von diesen Tieren kommen, weshalb sie im Volksmund Kuhpocken genannt wurde. Der Wissenschaftler beobachtete, dass diejenigen, die sich dagegen impfen ließen, keine Pocken entwickelten. Um seine Theorie zu belegen, beschloss er, ein Experiment an einem gesunden Jungen durchzuführen, der noch nie dem Pockenvirus ausgesetzt gewesen war.

Jenner infizierte zuerst den jungen James Phipps mit dem Kuhpocken-Virus. Das Kind wurde krank und erholte sich. Der Wissenschaftler infizierte den Jungen dann mit dem Pockenvirus, aber James wurde nicht krank, weil er gegen die Pocken immun war. Wie sich herausstellte, entdeckte Jenner einen ausgeklügelten Weg, um eine Immunität gegen Pocken zu erreichen, indem er Personen mit einem Virus infizierte, das eine mildere Form der Krankheit verursacht. Die von Jenner empfohlene Impfmethode ermöglichte es Ende des 20. Jahrhunderts, das Pockenvirus vollständig auszurotten. Derzeit wird das Virus nur zu Forschungszwecken in zwei Hochsicherheitslabors in den USA und Russland gelagert.

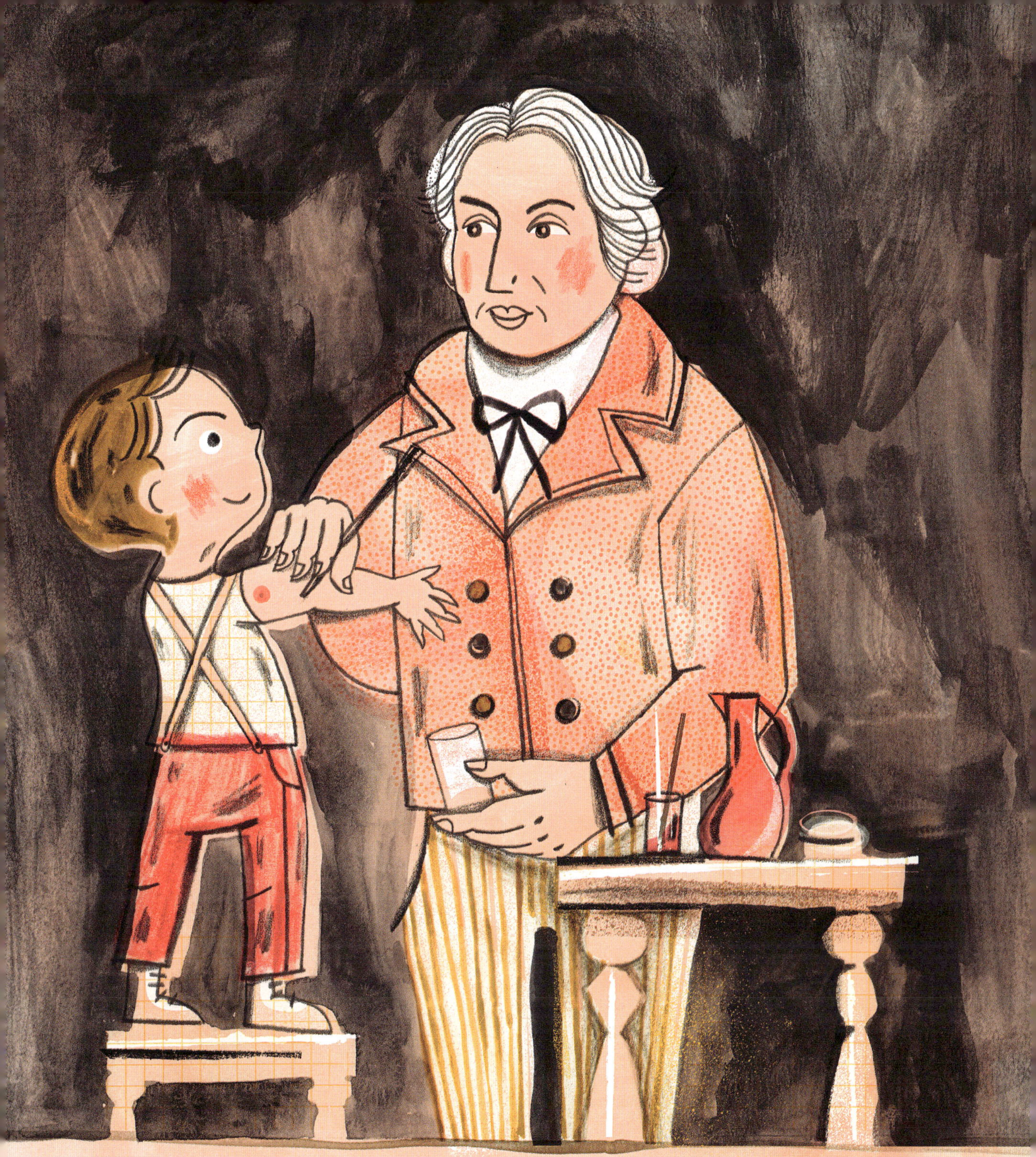

EDWARD JENNER

Englischer Arzt, geboren am 17. Mai 1749 in Berkeley, Gloucestershire, gestorben am 26. Januar 1823 in derselben Stadt. In die Medizingeschichte ging er als Erfinder der Pockenimpfung ein, die eine vollständige Ausrottung der Krankheit ermöglichte.

Was genau ist die **Immunität,** die wir durch eine Impfung erlangen? Wir können sie mit einer Erste-Hilfe-Stunde für die Zellen des Immunsystems vergleichen. In einer solchen Erste-Hilfe-Stunde lernen Schulkinder, was sie tun können, wenn sie merken, dass sich jemand unwohl fühlt. Dieses Wissen kann später sehr nützlich sein, wenn jemand um sie herum tatsächlich Hilfe braucht. Ähnlich verhält es sich mit der Impfung: Wenn ein abgeschwächtes Krankheitsvirus injiziert wird, lernen die Zellen des Immunsystems, es zu erkennen, müssen es aber nicht bekämpfen, wie bei einer echten Infektion. Wenn der Körper später von einem voll funktionsfähigen Virus angegriffen wird, das Krankheiten verursachen kann, wird das Immunsystem schneller damit fertig, weil es bereits weiß, wie es sich dagegen wehren muss.

Vorbeugende Impfungen sind heute weit verbreitet. Sie werden schon kleinen Kindern verabreicht, um sie vor ansteckenden gefährlichen Krankheiten wie Kinderlähmung, Masern und Röteln zu schützen. Die Wirkung der meisten Impfstoffe hält viele Jahre an. Manchmal sind aber mehrere Dosen oder sogar eine jährliche Impfung notwendig. Beispielsweise wird gegen **Grippe** jeden Herbst, vorzugsweise im September/Oktober, geimpft. Warum reicht es nicht, sich einmal impfen zu lassen? Das liegt daran, dass das Grippevirus sich sehr schnell verändert, um das menschliche Immunsystem auszutricksen. Jedes Jahr ist es ein bisschen anders. Die Veränderungen sind scheinbar gering, aber reichen aus, dass uns der Impfstoff vom letzten Jahr keine Sicherheit mehr geben würde.

Das Immunsystem

Das **Immunsystem** ist ein komplexes Abwehrsystem gegen Angriffe von Viren und Bakterien. Stellt euch den menschlichen Körper als mittelalterliche Burg mit Wassergraben, Wällen, Schießscharten und Bogenschützen vor. Ein angreifender Feind muss all diese Hindernisse überwinden, um die Festung zu erobern. Ähnlich verhält es sich, wenn krankheitserregende Mikroorganismen versuchen, den menschlichen Körper anzugreifen. Sie müssen viele Barrieren überwinden, bevor der Körper aufgibt und die Krankheit sich entwickeln kann. Die Haut und Schleimhaut in Mund oder Nase sind der stärkste und erste Schutz. Wenn Mikroorganismen diesen überwinden und in den menschlichen Körper eindringen, erwartet sie eine ganze

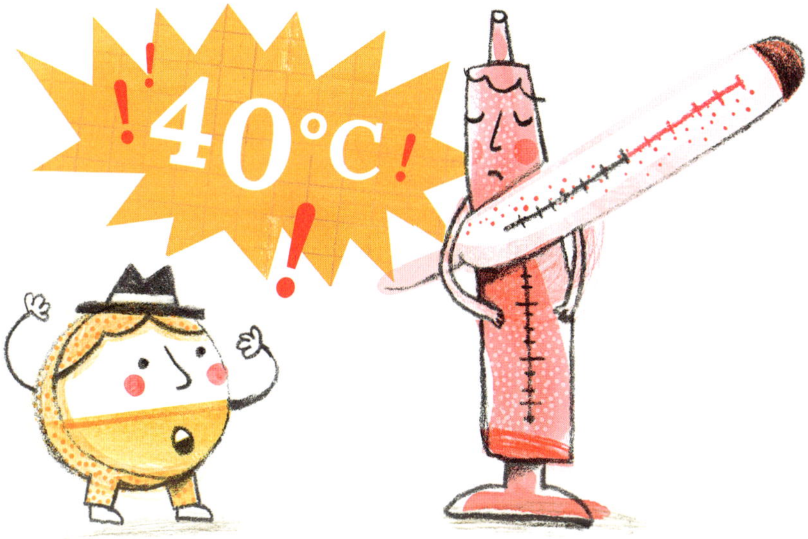

Gruppe weißer Blutkörperchen, die die Bakterien fressen und sie auf diese Weise aus dem Körper entfernen. Andere Zellen produzieren Verbindungen, die die nachfolgenden Verteidigungslinien des Körpers in Kraft setzen, um den Feind zu töten.

Meist reichen solche Abwehrmechanismen für einen Menschen mit einem gesunden Immunsystem aus, um ihn tagtäglich vor den vielen Infektionsattacken zu schützen. Doch kommt es vor, dass der Körper geschwächt ist oder zu viele Mikroorganismen angreifen. Die Ritter verteidigen die Festung, haben aber entweder zu wenig Kampfgeräte oder die Angreifer sind zu zahlreich und dringen schließlich in die Burg ein. In diesem Fall entwickelt sich eine Infektionskrankheit. Das Hauptsymptom des Kampfes ist eine erhöhte Körpertemperatur. Bei einem gesunden Menschen liegt sie bei 36,6 °C. Ein leichter Temperaturanstieg ist vorteilhaft (leichtes Fieber zwischen 37,1–37,9 °C), da er die Mobilisierung des Immunsystems zur Bekämpfung der Infektion anzeigt. Ein Problem ist hohes Fieber (um die 38–40 °C), weil es den Körper zusätzlich schwächt.

Um richtig zu funktionieren, muss das Immunsystem lernen, zwischen **Freund und Feind** zu unterscheiden. Auf dem Turm der Burg stand früher ein Wächter, der nach Zeichen wie Fahnen und Schilden Ausschau hielt. Dasselbe gilt für das Immunsystem. Bakterien oder Viren haben solche „Fähnchen“ auf ihrer Oberfläche, die den Zellen des Immunsystems mitteilen, ob ein bestimmtes Bakterium schädlich ist. Die „Wächter“ des Organismus sammeln ihr Wissen schon ab dem Beginn des Lebens. Schon während der Schwangerschaft gibt die Mutter einen

Teil ihrer Immunität an das Baby weiter, einen Teil erlernen wir unmittelbar nach der Geburt durch den täglichen Kontakt mit Mikroorganismen und teilweise hilft eine Immunisierung.

Leider kommt es vor, dass die Zellen, aus denen das Immunsystem besteht, nicht richtig funktionieren. Sie können dann auf normalerweise harmlose Faktoren, die in unseren Körper gelangen, wie Pollen, überreagieren. Die Substanzen, die unser Immunsystem überaktivieren, werden **Allergene** genannt und die Reaktion des Körpers selbst wird als **Allergie** bezeichnet. Die Folge einer solchen Reaktion sind bei Pflanzenpollen und Allergenen, die im Haar oder Speichel von Haustieren enthalten sind, meist eine laufende Nase oder juckende Augen. Es gibt aber auch heftigere Reaktionen, etwa auf Wespen- oder Bienengift. Von diesen Insekten gestochen zu werden, kann für die Gesundheit oder sogar das Leben eines Allergikers sehr gefährlich sein. Deshalb verabreicht man in solchen Situationen spezielle Medikamente, die das Immunsystem regulieren. Menschen mit häufigen und störenden Allergiesymptomen suchen Hilfe in der Allergologie, wo unter anderem anhand von **Hauttests** festgestellt werden kann, worauf man allergisch reagiert. Ein weiteres Beispiel für eine Fehlfunktion des Immunsystems sind **Autoimmunerkrankungen.** Die Zellen des Immunsystems erkennen körpereigene Gewebe und Organe als fremd. Warum das so ist, hat man noch nicht erkannt und weltweit wird intensiv geforscht. Typ-1-Diabetes ist eine solche Krankheit, weil das Immunsystem die insulinproduzierenden Zellen in der Bauchspeicheldrüse zerstört. Alle Autoimmunerkrankungen sind sehr schwer zu behandeln, da das Immunsystem ein komplexes Puzzle ist, das schnell aus dem Gleichgewicht kommt.

Antibiotika

Im Kampf gegen Bakterien war die Entdeckung der **Antibiotika** von großer Bedeutung. Das sind spezielle Medikamente, die Bakterien abtöten oder deren Wachstum hemmen. Wie so oft in der Wissenschaft wurden Antibiotika zufällig entdeckt, allerdings erst zu Beginn des 20. Jahrhunderts. Das erste Medikament, das Bakterien tötete, war **Penizillin,** das inzwischen Millionen von Menschen auf der ganzen Welt das Leben gerettet hat. Entdeckt hat es der schottische Wissenschaftler und Arzt **Alexander Fleming.**

Im mikrobiologischen Labor züchtet man Bakterien in speziellen Gefäßen auf einem Medium, das wie Fruchtgelee aussieht. Dr. Fleming bemerkte, dass die Bakterien aufhören zu wachsen, wenn Schimmel in die Kultur gelangt. Das bedeutet, dass die **schimmelbildenden Pilze** eine Chemikalie produzieren, die die Bakterien absterben lässt. Fleming gelang es, diese Substanz aus den Pilzen zu isolieren. Er nannte sie Penizillin, nach den Pilzen, von denen sie stammten. In den folgenden Jahren wurden weitere Antibiotika entdeckt, die von anderen Schimmelpilzen produziert wurden. Diese Medikamente halfen dabei, Krankheiten zu bekämpfen, an denen zuvor viele Menschen gestorben waren.

Bevor Medikamente zur Bekämpfung von Bakterien entdeckt wurden, setzte man sie intuitiv ein. Zum Beispiel verwendeten unsere Vorfahren zerkautes, mit Spinnweben verknetetes Brot als Verband für schwer heilende Wunden. Die Wurzeln dieser Methode reichen bis in die Antike zurück. In der Mischung entwickelten sich Pilze, die Antibiotika produzierten und so die Wunde desinfizierten und heilten.

Antibiotika werden Patientinnen und Patienten verabreicht, die an einer Lungenentzündung oder Angina leiden, aber auch als vorbeugende Maßnahme nach Operationen oder sogar, wenn ein Zahn gezogen werden soll. Man muss jedoch bedenken, dass Antibiotika auch die nützlichen Bakterien abtöten, die zum Beispiel in unserem Darm leben. Deshalb wird bei der Verschreibung von Antibiotika immer zusätzlich die Einnahme spezieller Präparate empfohlen, wie z. B. **Probiotika.** Diese enthalten sorgfältig ausgewählte Arten von Bakterien, die unter anderem in unserem Verdauungssystem leben sollen.

Es ist wichtig, Antibiotika nicht zu häufig einzunehmen. Anfänglich war man so fasziniert von ihrer Entdeckung, Verfügbarkeit und Wirksamkeit, dass man sie im Übermaß verwendete. Leider erwiesen sich die Bakterien als sehr schlau und begannen, sich anzupassen und gegen Antibiotika resistent zu werden. Das ist für Patientinnen und Patienten gefährlich, denn Medizin und Forschung sind den sich schnell verändernden Bakterien oft einen Schritt hinterher. Nicht bei jeder Krankheit müssen Antibiotika eingesetzt werden und auch Patientinnen und Patienten sollten darüber nachdenken, wenn möglich offen für andere Medikamente zu sein. Antibiotika sind, wir erinnern uns, gegen durch Viren verursachte Krankheiten wie Grippe oder Erkältung völlig wirkungslos. Es kann aber vorkommen, dass der durch das Influenzavirus geschwächte Körper zusätzlich von Bakterien angegriffen wird, die zum Beispiel eine Lungenentzündung verursachen – dann ist eine Antibiotikabehandlung unerlässlich.

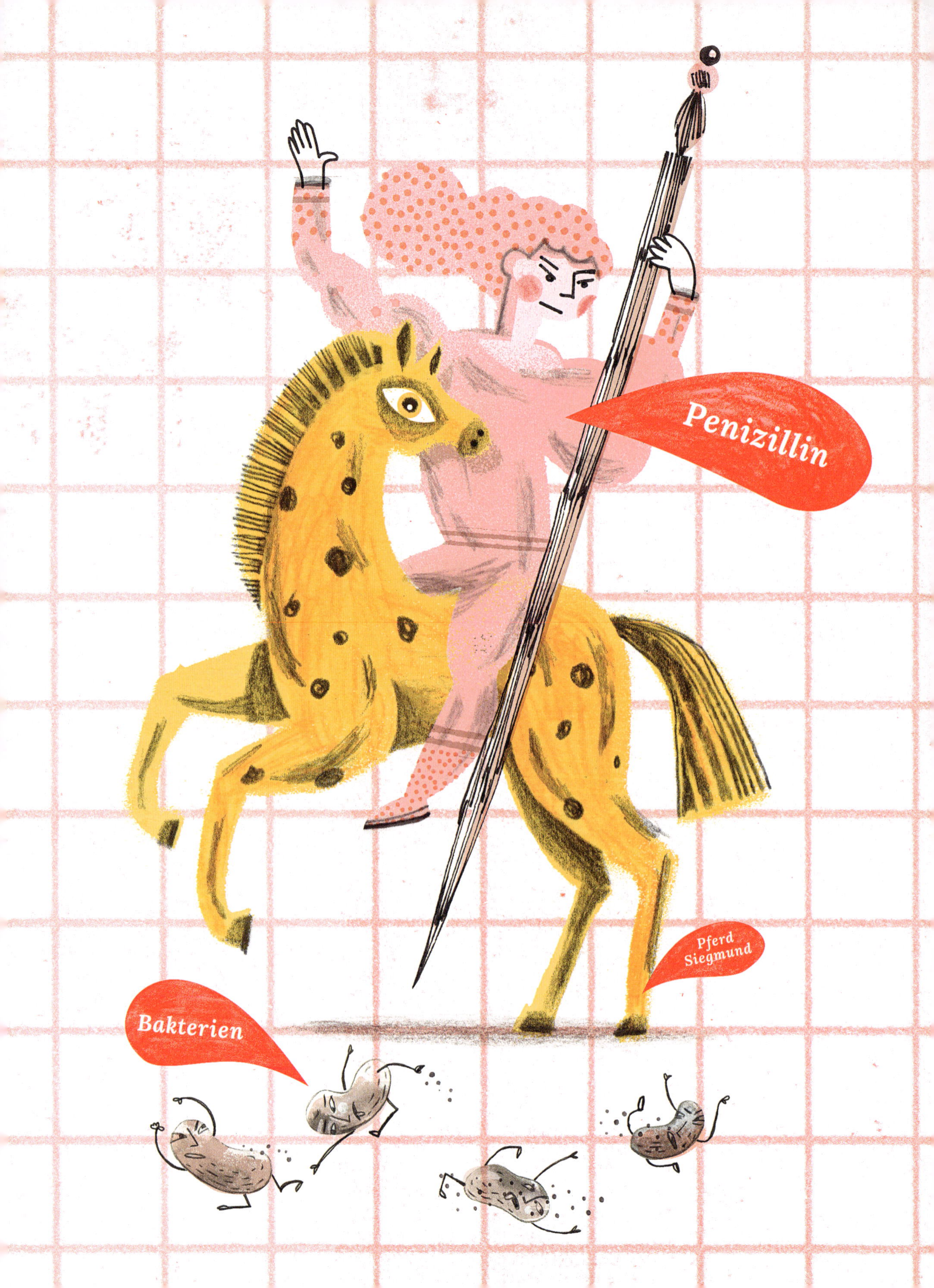
Penizillin
Pferd Siegmund
Bakterien

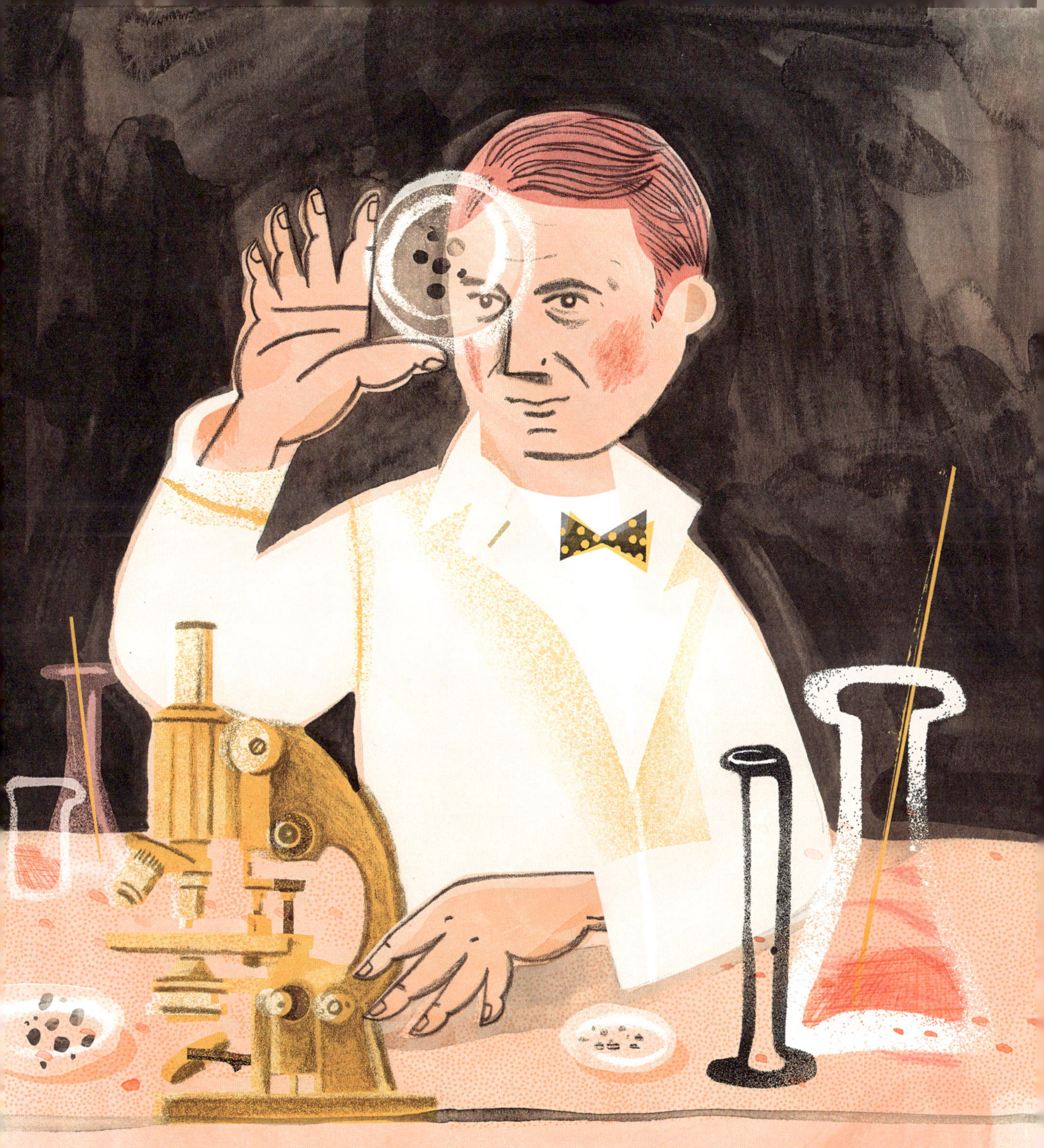

ALEXANDER FLEMING

Schottischer Arzt und Mikrobiologe, geboren am 6. August 1881 in Lochfield, gestorben am 11. März 1955 in London. Medizingeschichte schrieb er mit der Entdeckung des ersten Antibiotikums Penizillin, das die Behandlung vieler durch Bakterien verursachter Krankheiten grundlegend veränderte. Er soll scherzhaft gesagt haben: „Die Natur hat das Penizillin gemacht, ich habe es nur entdeckt." 1945 erhielt er den Nobelpreis für Physiologie oder Medizin.

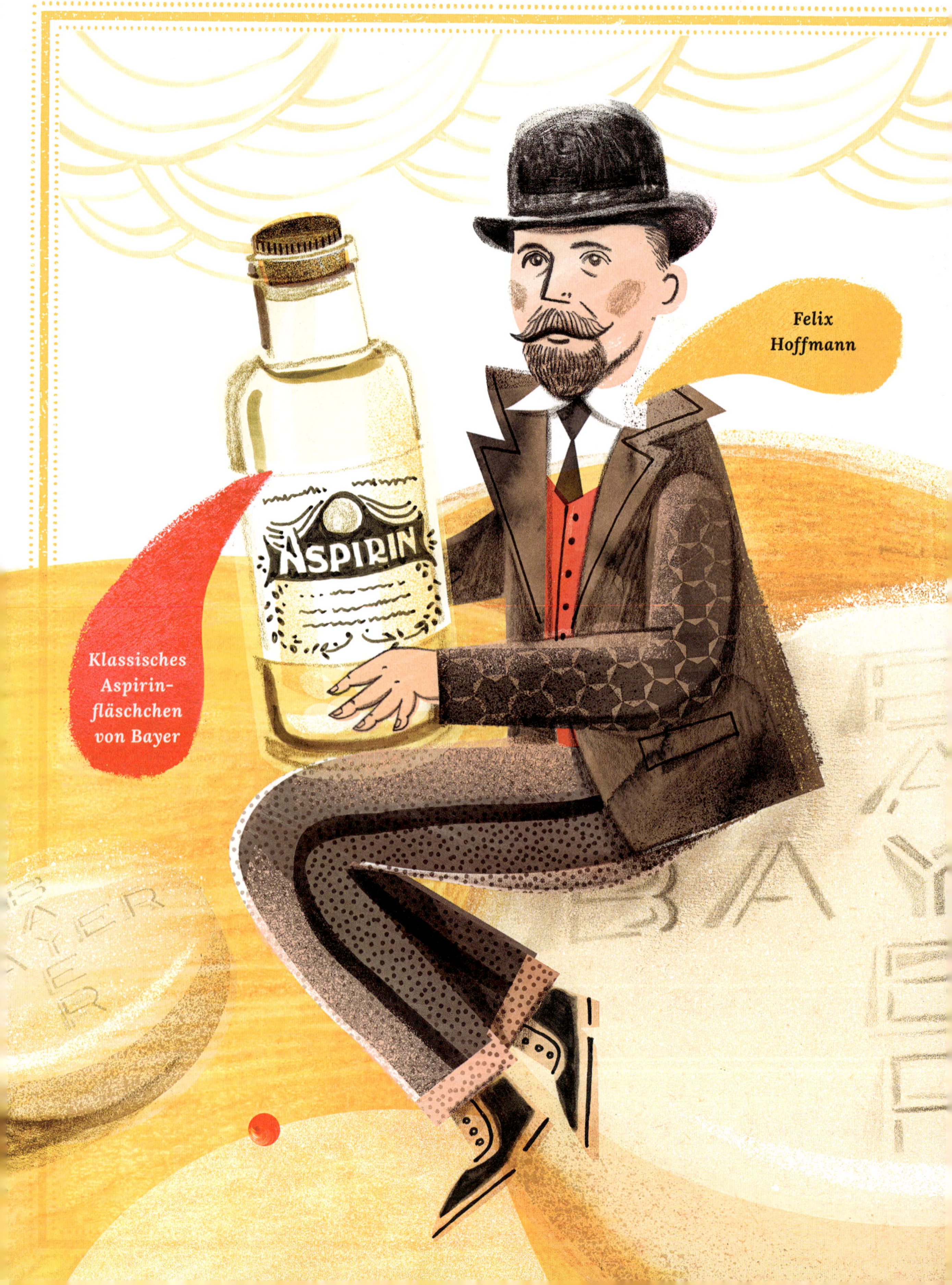
Felix Hoffmann
ASPIRIN
Klassisches Aspirinfläschchen von Bayer

Aspirin

Schon in der Antike kannten die Ägypter die heilsamen Eigenschaften der **Weidenrinde,** die Salicylsäure enthält. Man bereitete Sude und Aufgüsse daraus zu, um Schmerzen und Fieber zu bekämpfen und Entzündungen vorzubeugen. Forschende untersuchten lange, was genau für diese wunderbaren Eigenschaften verantwortlich ist. Ende des 19. Jahrhunderts gewann Felix Hoffmann, ein Chemiker des Chemieunternehmens Bayer, in einem Labor die gleiche Substanz, die in Weidenrinde enthalten ist, und nannte sie Aspirin. So entstand zum ersten Mal in der Geschichte im Labor ein Medikament, das einer natürlich vorkommenden Substanz ähnelt. Obwohl sich im Laufe der Jahre gezeigt hat, dass nicht jeder sicher Aspirin einnehmen kann, ist es auf der ganzen Welt das in Apotheken am häufigsten verkaufte Medikament. Wir nehmen jährlich etwa 100 Milliarden Tabletten ein. Wenn wir davon ausgehen, dass unser Planet von 8 Milliarden Menschen bewohnt wird, dann schluckt im Durchschnitt jeder mindestens 12 Aspirin-Tabletten im Jahr!

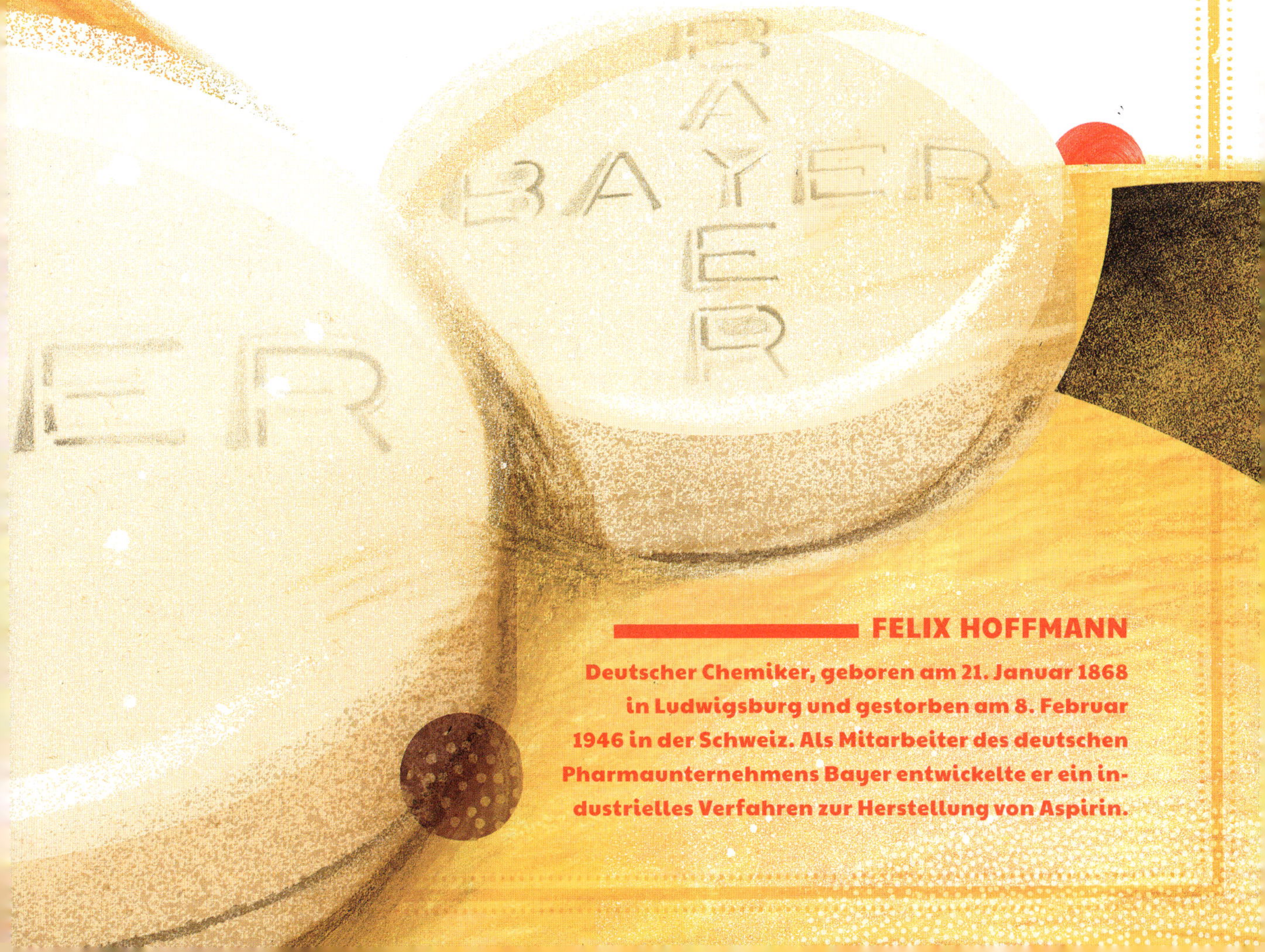

FELIX HOFFMANN

Deutscher Chemiker, geboren am 21. Januar 1868 in Ludwigsburg und gestorben am 8. Februar 1946 in der Schweiz. Als Mitarbeiter des deutschen Pharmaunternehmens Bayer entwickelte er ein industrielles Verfahren zur Herstellung von Aspirin.

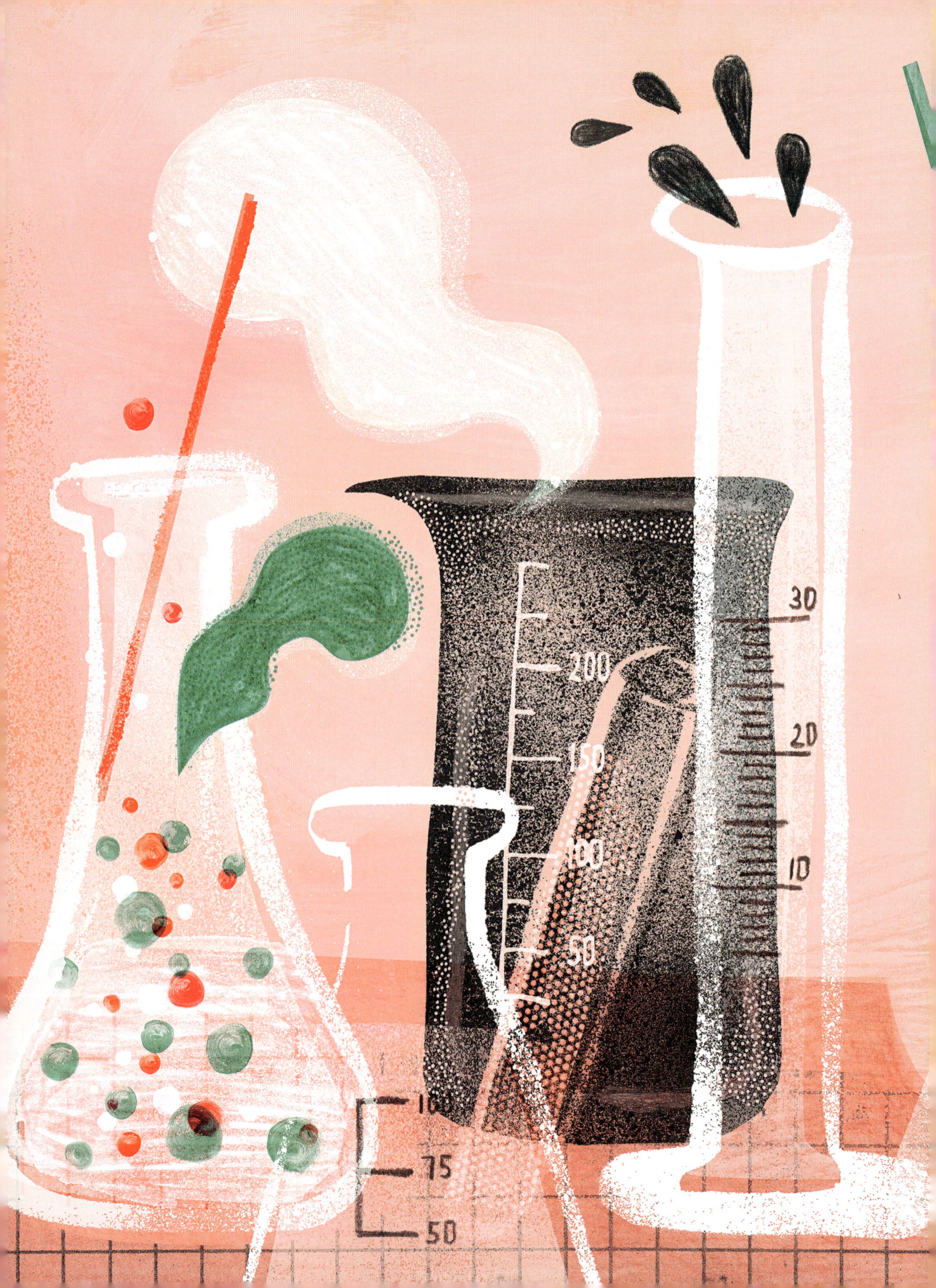
30
20
10
200
150
100
50
100
75
50

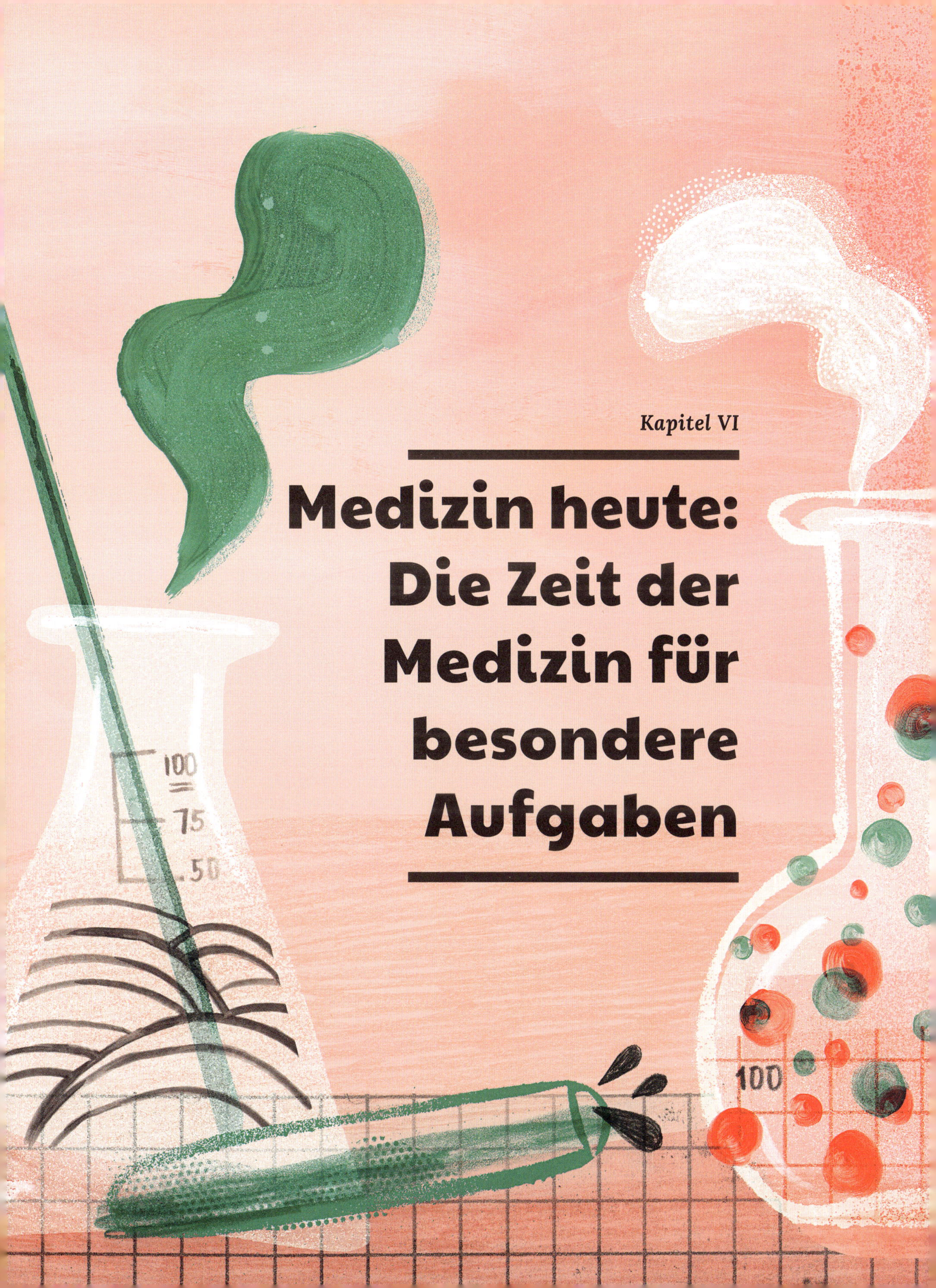

Kapitel VI

Medizin heute: Die Zeit der Medizin für besondere Aufgaben

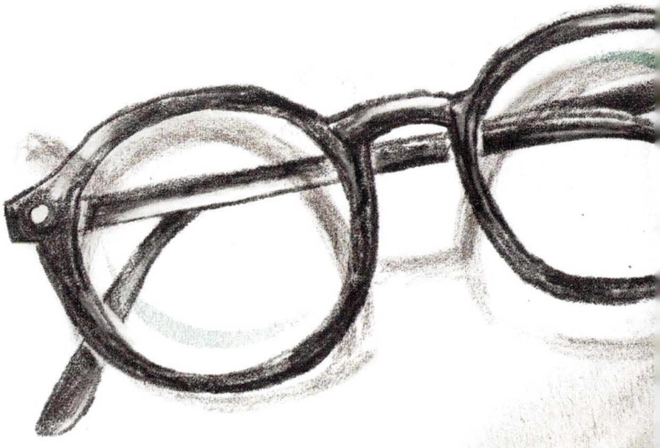

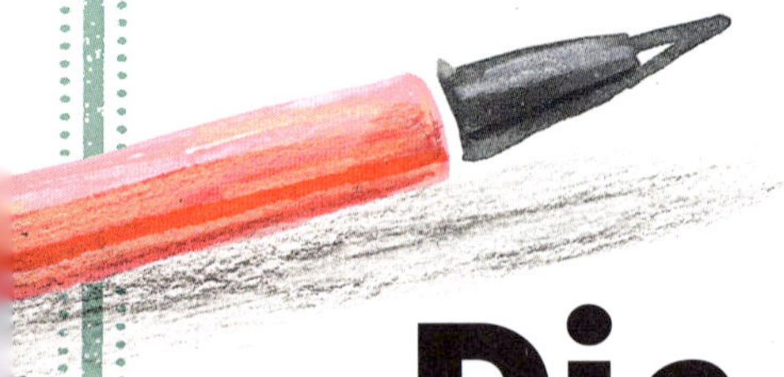

Die Medizin

Die Medizin hat von den prähistorischen Höhlen bis zu den modernen Operationssälen einen langen Weg zurückgelegt. In diesem Buch haben wir die ersten Ärztinnen und Ärzte, Wissenschaftlerinnen und Wissenschaftler und Patientinnen und Patienten sowie deren Erfahrungen kennengelernt. Jedes Fachgebiet hat sich im Laufe der Jahrhunderte entwickelt. Mehr als 2.000 Jahre sind seit Hippokrates vergangen, und in dieser Zeit hat die Medizin ihren Weg von den ersten Beschreibungen des Herzmuskels im antiken Griechenland bis zur Herztransplantation in einer Klinik in München gefunden. Nicht immer war man gleich erfolgreich. Manchmal starben Menschen, weil sie nicht richtig behandelt wurden oder eine falsche Diagnose gestellt wurde. Deshalb wird heute an den Universitäten auf der ganzen Welt so viel Wert auf eine gründliche Ausbildung der Ärztinnen und Ärzte gelegt. Sie müssen viele Vorlesungen und praktische Fächer besuchen sowie Prüfungen und Praktika in Krankenhäusern absolvieren. Die Studierenden lernen zahlreiche Krankengeschichten kennen und sammeln so die nötige Erfahrung. Sie lernen unter der Anleitung erfahrener Fachleute, lesen die neuesten wissenschaftlichen Berichte aus der ganzen Welt und nehmen an Fachschulungen und internationalen Konferenzen teil, um sich über die Entdeckungen und angewandten Therapien auf ihrem Gebiet auf dem Laufenden zu halten.

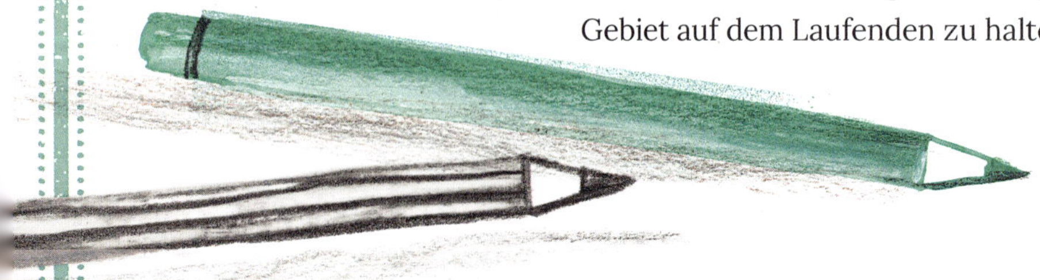

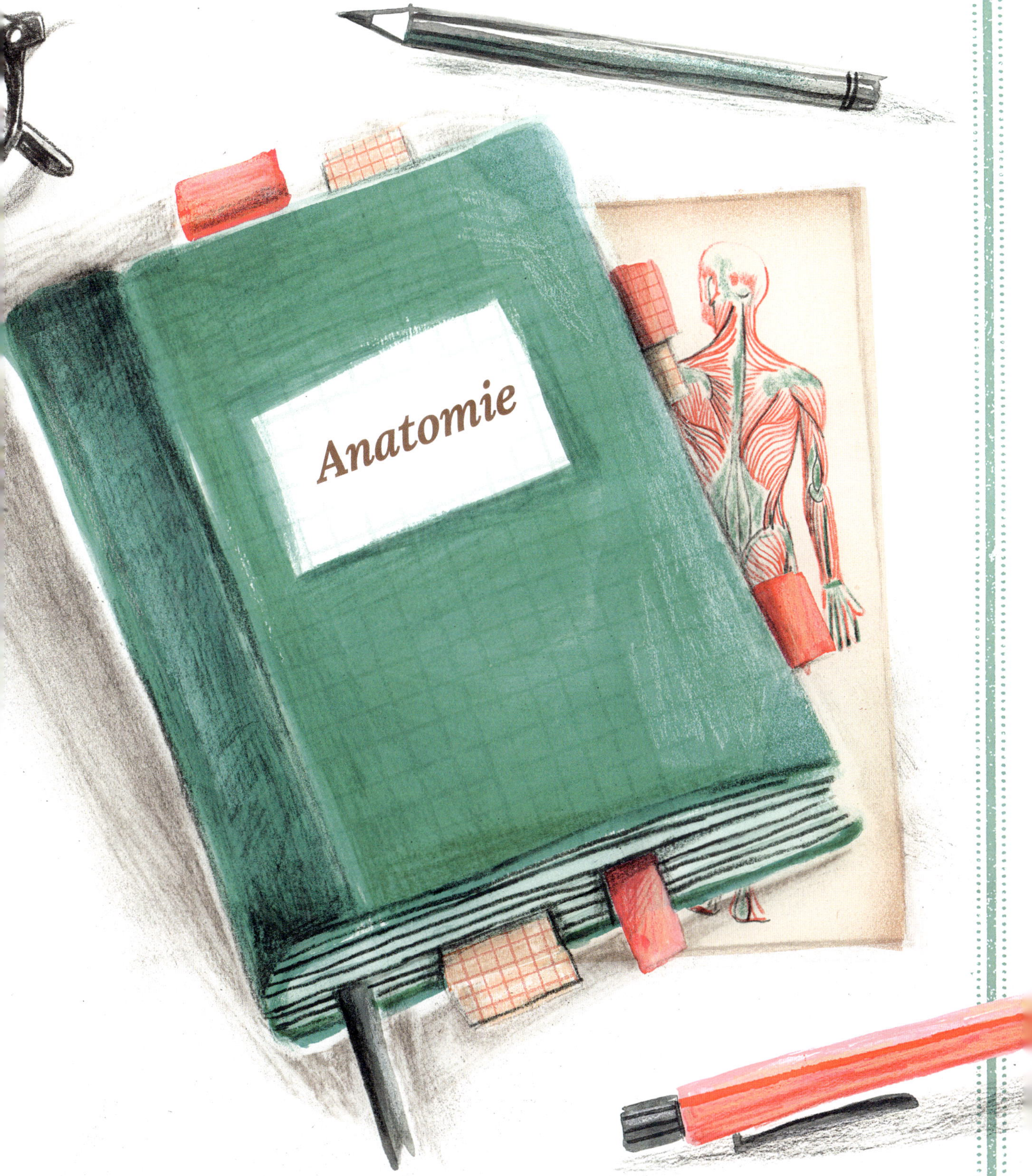
Anatomie

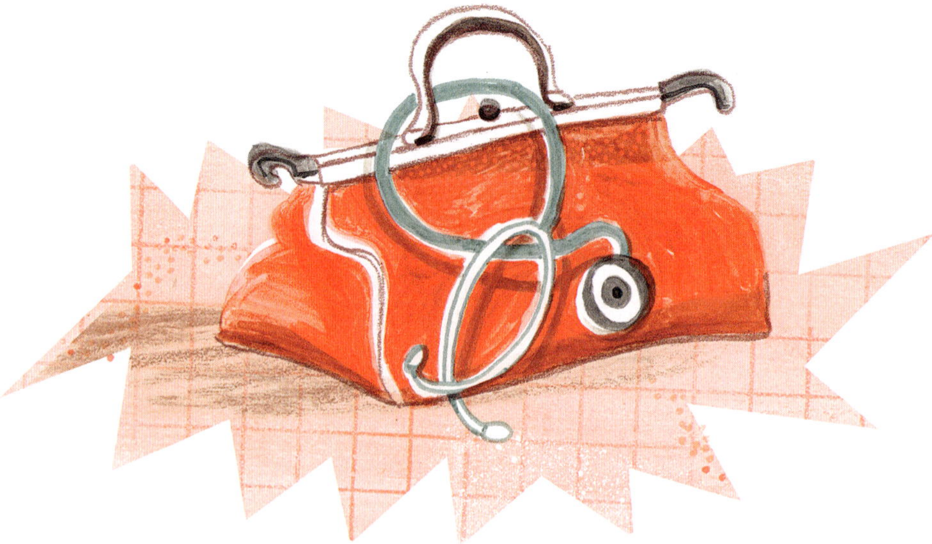

Fachrichtungen der Medizin

Früher gingen Menschen meist mit allen Beschwerden nur zu einem Arzt oder einer Ärztin. Heute werden diese in Fachrichtungen ausgebildet und haben eine lange und detaillierte Ausbildung in einem bestimmten medizinischen Bereich. Die **Kardiologie** ist beispielsweise die Wissenschaft für Herz- und Kreislauferkrankungen, die **Pädiatrie** befasst sich mit der Behandlung von Kindern und Jugendlichen, und wenn wir ein Problem mit dem Verdauungssystem haben, suchen wir Fachärzte und -ärztinnen auf, die auf dem Gebiet der **Gastroenterologie** spezialisiert sind. Die **Orthopädie** hilft bei einem Beinbruch oder Rückenschmerzen, die **Ophthalmologie** ist bei allen Beschwerden rund um die Augen zuständig und eure Zähne werden von **Zahnärzten und -ärztinnen** repariert. Es gibt auch eine sehr große Gruppe von **Hausärzten und -ärztinnen,** die sich mit allen allgemeinen gesundheitlichen Problemen befassen und uns für Untersuchungen und Beratungen an Fachärzte und –ärztinnen überweisen. Die Spezialisierung innerhalb der Medizin hat sowohl Vor- als auch Nachteile.

Oft werden Kranke von verschiedenen Spezialistinnen und Spezialisten separat untersucht, obwohl alles im Körper miteinander verbunden ist. Deshalb ist es manchmal schwierig, eine gute umfassende Diagnose zu bekommen.

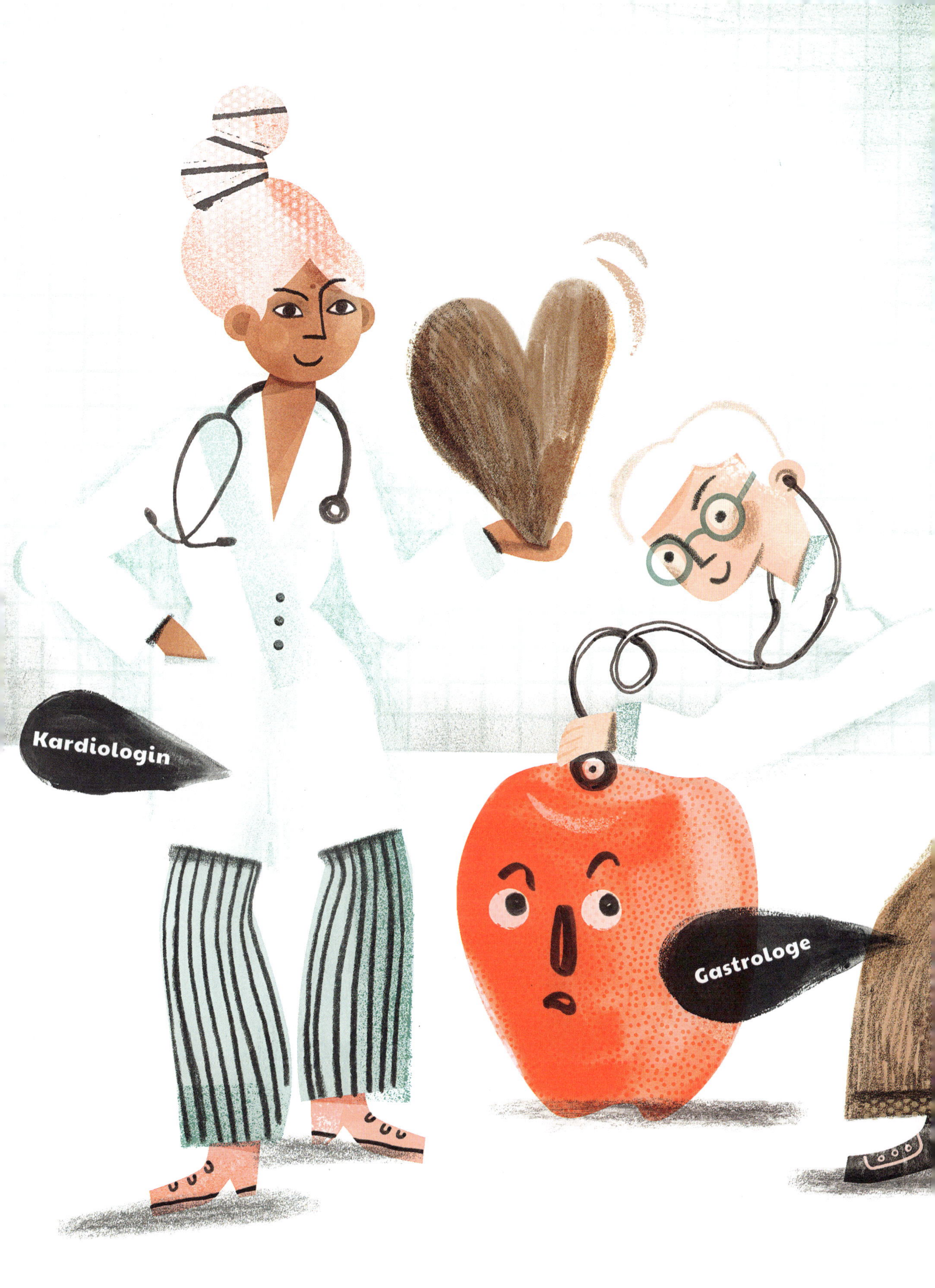
Kardiologin
Gastrologe

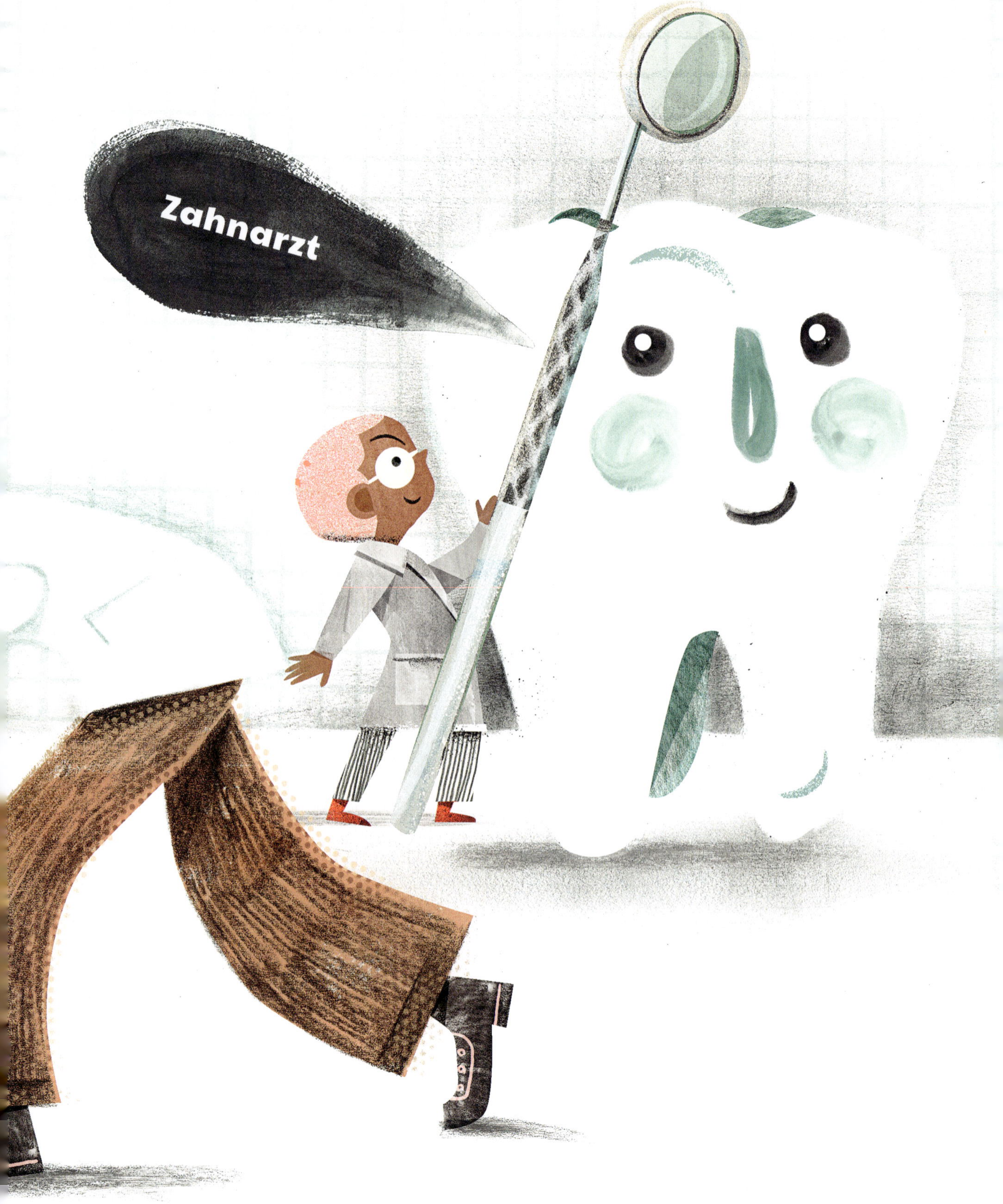
Zahnarzt

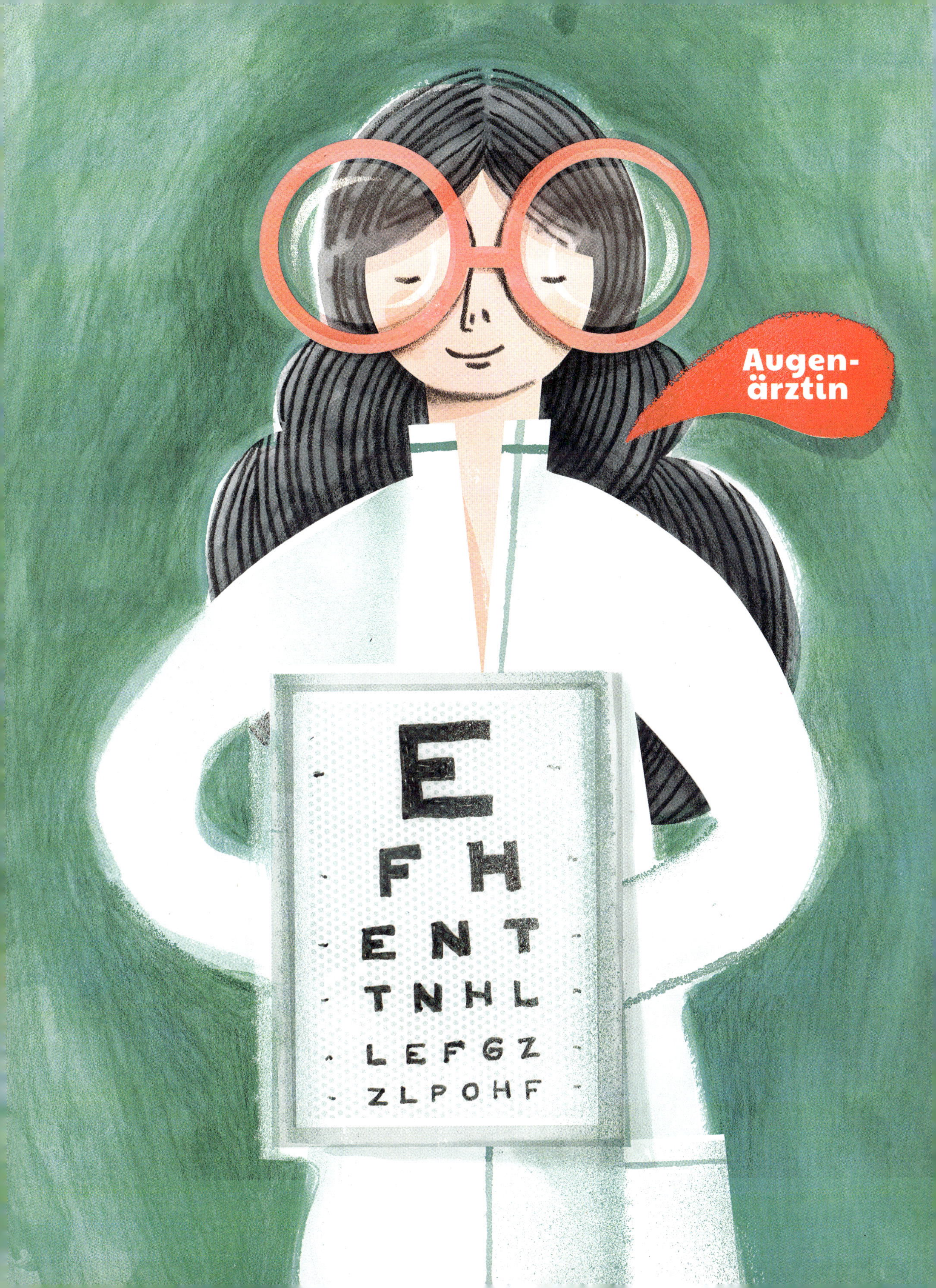
Augen-
ärztin
E
F H
E N T
T N H L
L E F G Z
Z L P O H F

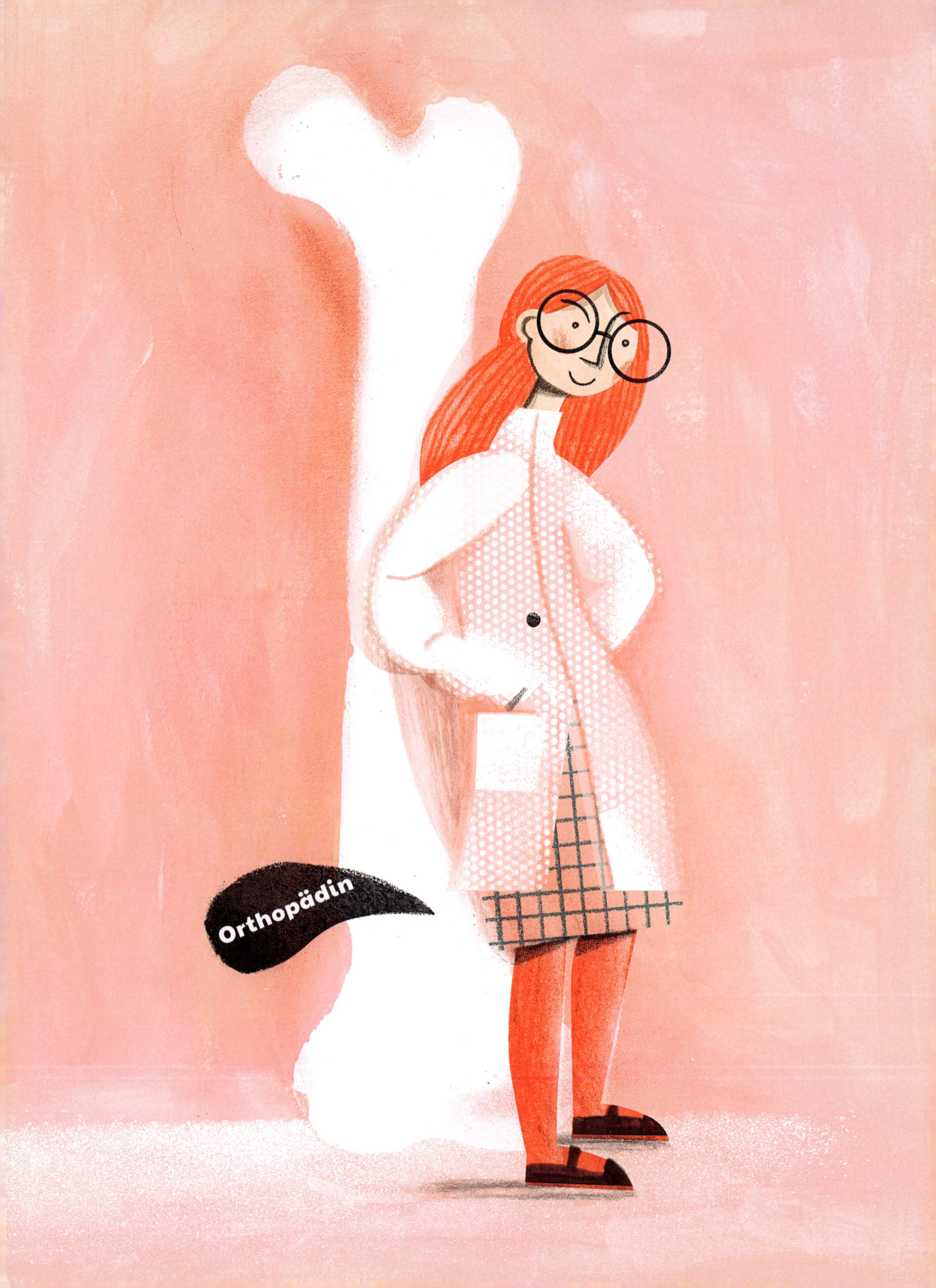
Orthopädin

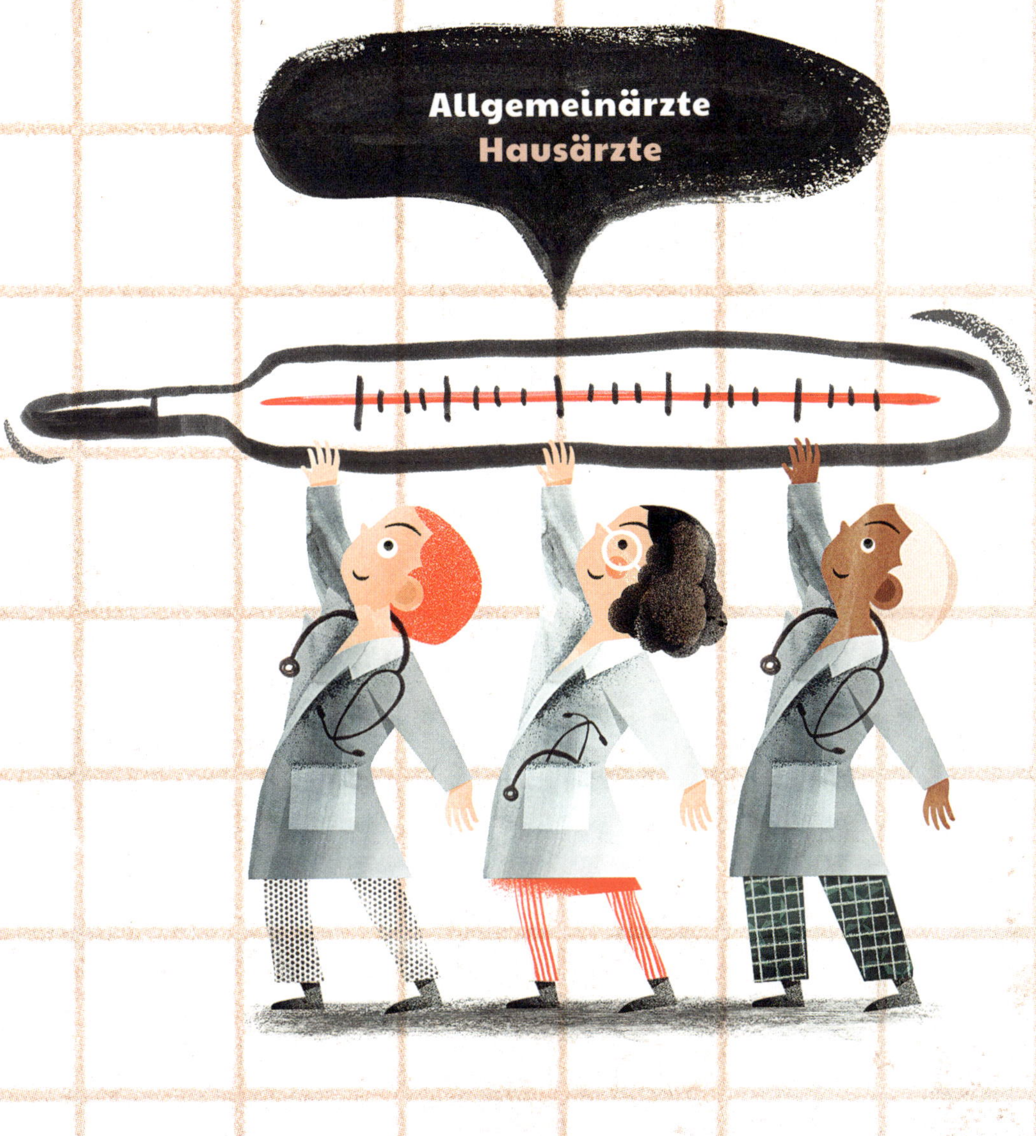
Allgemeinärzte
Hausärzte

Erste Hilfe

Im Alltag gibt es Situationen, in denen Ärztin oder Arzt nicht in der Nähe sind und wir **Erste Hilfe** leisten müssen (zum Beispiel wenn jemand auf der Straße ohnmächtig wird). Bevor der Krankenwagen eintrifft, können wir selbst viel tun, um jemandem das Leben zu retten. Daher ist es wichtig zu wissen, wie die Erstversorgung funktioniert. Das lernen wir in Schulen und Betrieben durch spezielle Schulungen oder **Arbeitsschutzkurse.** Natürlich solltet ihr zunächst schnell Hilfe rufen, also einen Krankenwagen, die Feuerwehr oder die Polizei. Dafür genügt es, sich eine einzige Telefonnummer zu merken: **112.** Die Mitarbeitenden der Leitstelle, denen wir den Notfall schildern, entscheiden dann, welche Hilfe wir benötigen, und schicken entsprechende Einsatzkräfte zu uns.

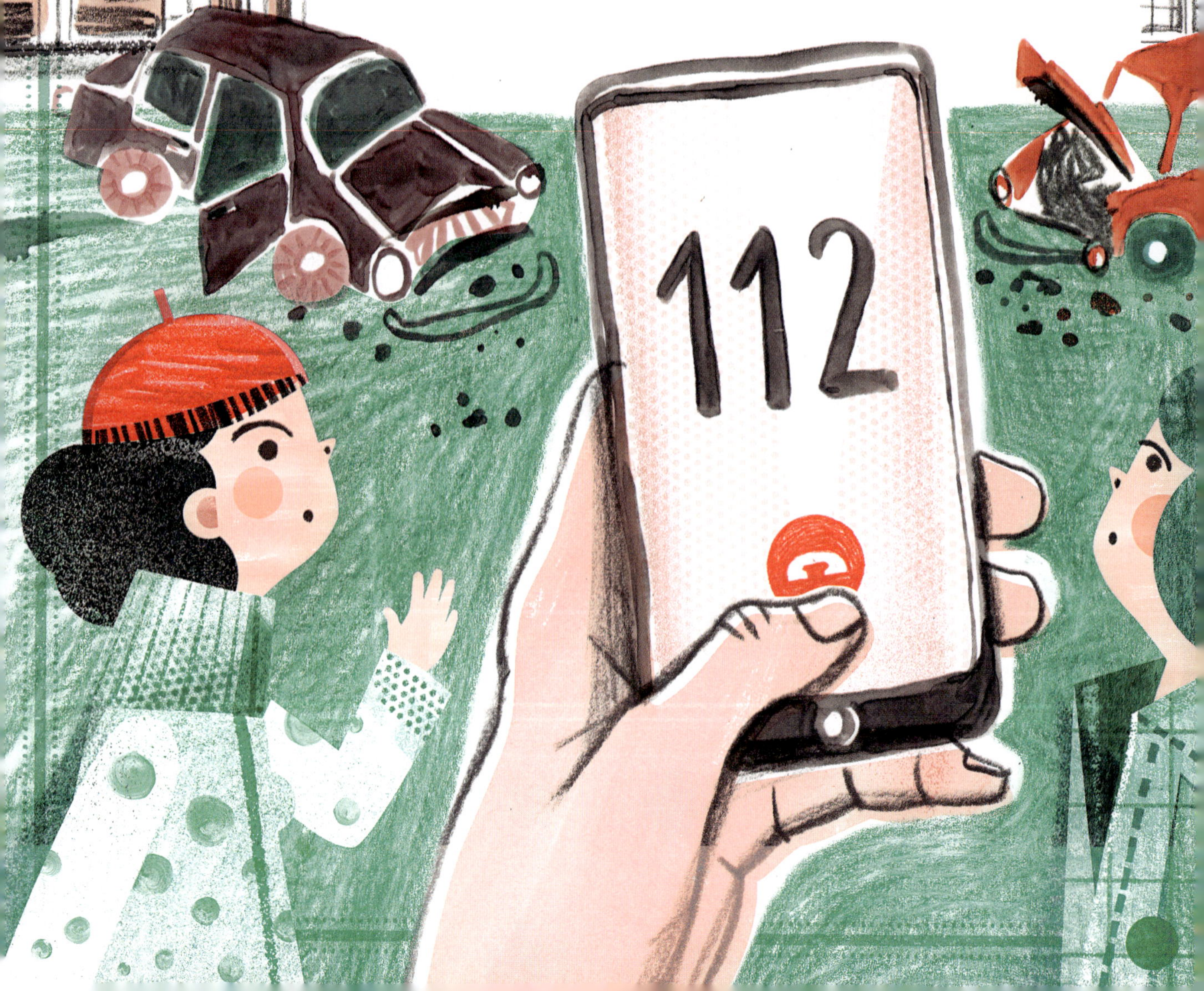

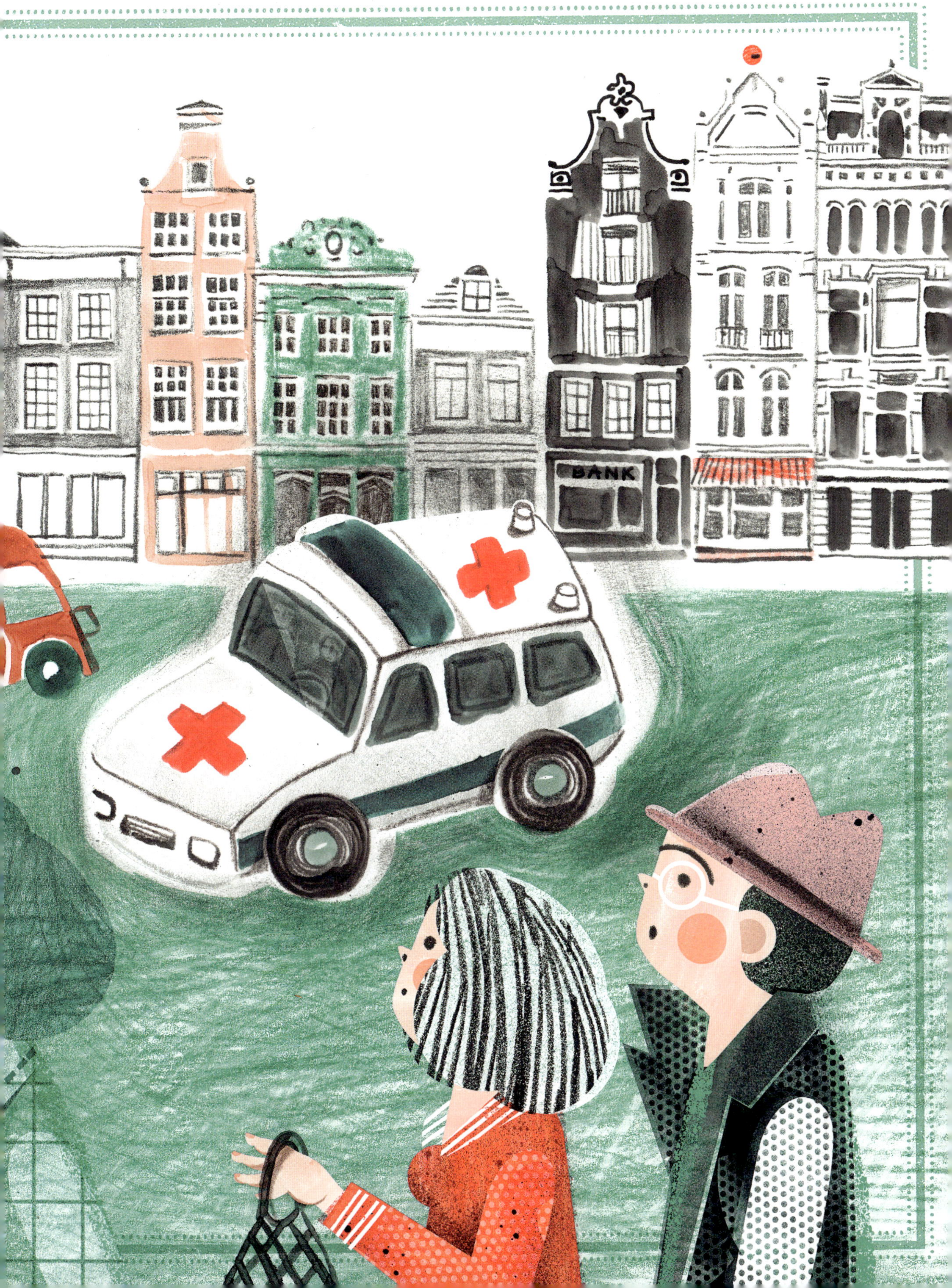
BANK

Vorbeugen ist besser als behandeln

Heute stehen uns viele Tests zur Verfügung, die helfen, das Krankheitsrisiko in einem sehr frühen Stadium zu erkennen. Deshalb lohnt es sich, sie von Zeit zu Zeit zu machen, auch wenn ihr euch nicht krank fühlt. Gut sind zum Beispiel Blut- und Urinanalysen. Oft müsst ihr auch euer Sehvermögen, insbesondere wenn ihr eine Brille tragt, und den Zustand eurer Zähne überprüfen lassen. Wichtig sind auch Herzuntersuchungen, Ultraschall und Röntgen. Wenn eine Krankheit früh entdeckt wird, lässt sie sich besser heilen.

Rehabilitation: Die Wiederherstellung der Beweglichkeit

Die Rehabilitation ist eine Maßnahme zur Wiederherstellung der Leistungsfähigkeit nach Unfällen, Verletzungen oder Operationen. Es kommt vor, dass wir uns nach einem Sturz von der Schaukel den Arm brechen und die Orthopädin oder der Orthopäde beschließt, ihn für ein paar Wochen in einem Gips ruhigzustellen, damit der Knochen heilen kann. Während dieser Zeit werden die Armmuskeln schwächer, da sie nicht verwendet werden, und es empfiehlt sich eine Rehabilitation. Dort macht man unter Aufsicht von Fachleuten Übungen. Die Physiotherapeutin oder der Physiotherapeut weiß genau, in welchem Tempo und in welcher Intensität wir die Leistungsfähigkeit unserer Arme und Hände wiederherstellen müssen. Manchmal verbringen Kranke Wochen oder sogar Monate in einem Bett, zum Beispiel nach schweren Autounfällen. Dann muss mithilfe der Physiotherapie der Patientin oder dem Patienten so Grundlegendes wie Gehen oder Sitzen wieder beigebracht werden.

Bereits Hippokrates und Galen nutzten Massagen und Übungen, um Arm- und Beinverletzungen zu behandeln, doch erst im 19. und 20. Jahrhundert entwickelte sich die eigentliche Physiotherapie. Der Begründer war der Schwede Pehr Henrik Ling, der die Heilgymnastik förderte. Andere europäische Länder und die Vereinigten Staaten folgten schnell dem von ihm aufgezeigten Weg.

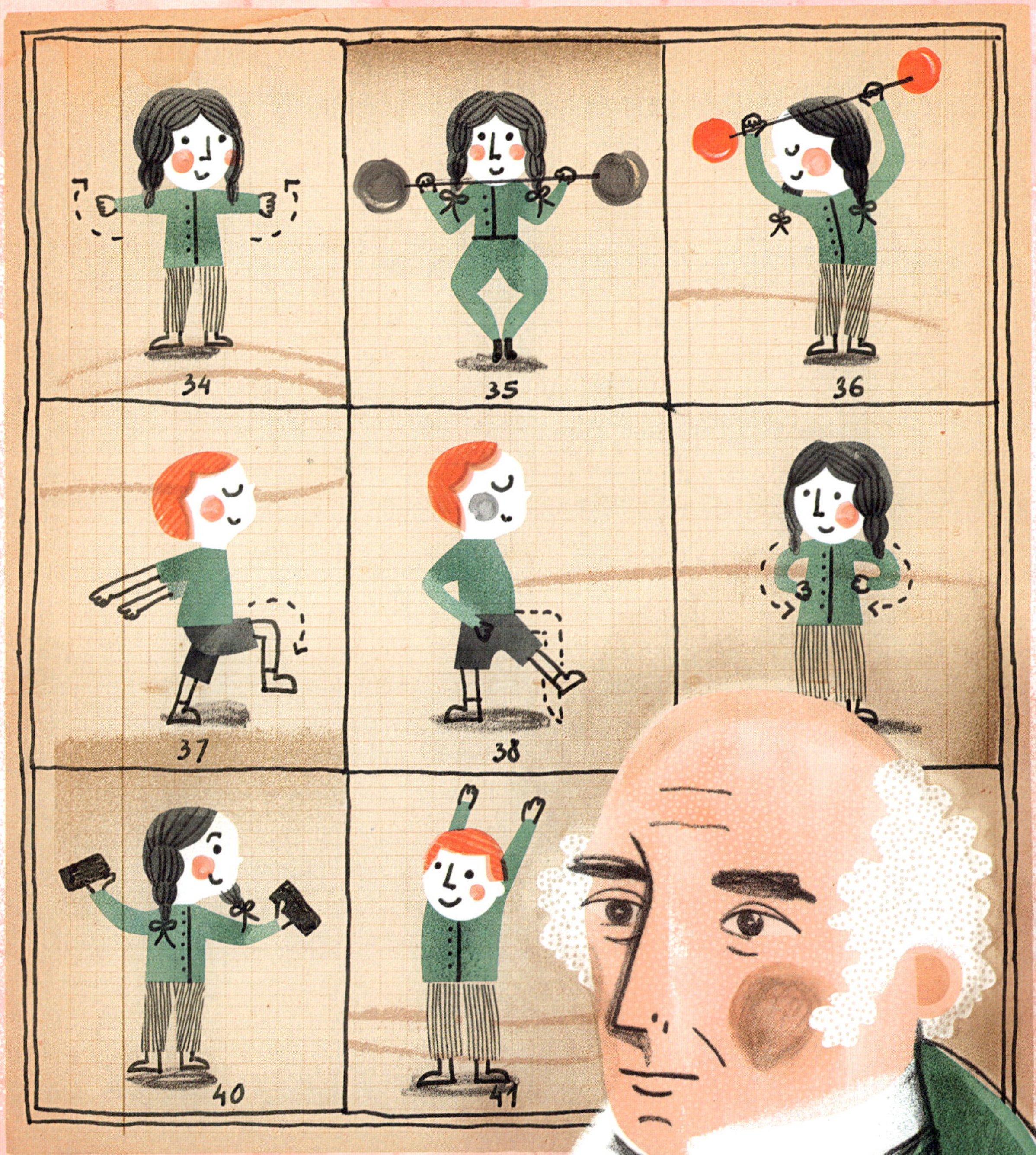

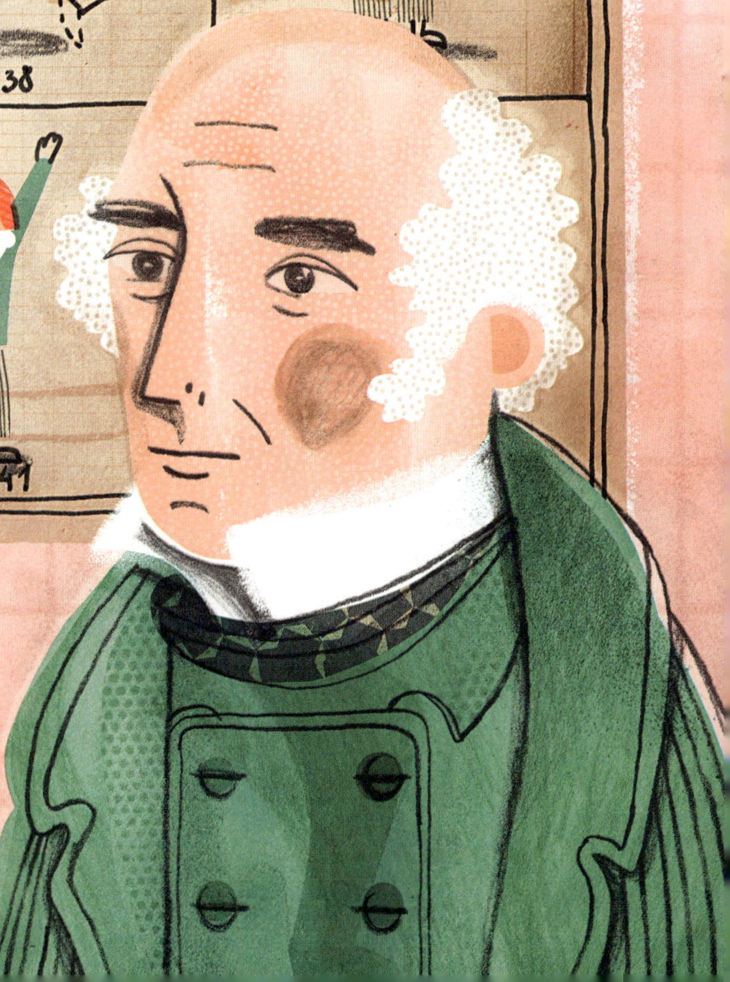

PEHR HENRIK LING

Schwedischer Fechtlehrer, geboren am 15. November 1776 in Södra Ljunga, gestorben am 3. Mai 1839 in Stockholm. Aufgrund seiner eigenen Erfahrungen verbreitete er die Gymnastik als therapeutische Methode.

Medizinische Versorgung auf der Welt

Es gibt besondere Gruppen von Ärztinnen und Ärzten, die versuchen, den Menschen zu helfen, die am stärksten benachteiligt sind und an abgelegenen Orten der Welt leben. Derartige Hilfe in einem großen Umfang ist vor allem möglich, seit es schnelle Transportmittel gibt. Es gibt viele bekannte humanitäre Organisationen, darunter **Ärzte ohne Grenzen** oder das **Rote Kreuz.** Freiwillige, die für diese Organisationen arbeiten, gehen an Orte, die von Naturkatastrophen wie Erdbeben, Tsunamis und Dürrekatastrophen heimgesucht werden, aber auch dorthin, wo Krieg ist. Unter diesen schwierigen Bedingungen riskieren sie oft ihr eigenes Leben. Meistens haben sie vor Ort leider nur eine sehr eingeschränkte Ausrüstung, sodass sie nicht jedem helfen können, der in Not ist.

Die Organisation Ärzte ohne Grenzen ist in Ländern wie der Ukraine tätig, in denen Krieg herrscht. Gemeinnützige Organisationen werden vom Staat unterstützt, beziehen ihre Mittel aber vor allem aus Spenden von Privatpersonen und Institutionen. Um eine bestimmte Organisation finanziell zu unterstützen, reicht es oft schon aus, eine einfache SMS zu verschicken. Aber man kann auch helfen, ohne sich auf eine lange und gefährliche Reise zu begeben. Oft brauchen diese Organisationen freiwillige Mitarbeitende – auch in ihrem Heimatland –, die für ihre Arbeit kein Geld bekommen. Sie helfen dabei, die humanitären Einsätze und Reisen der Ärztinnen und Ärzte vorzubereiten.

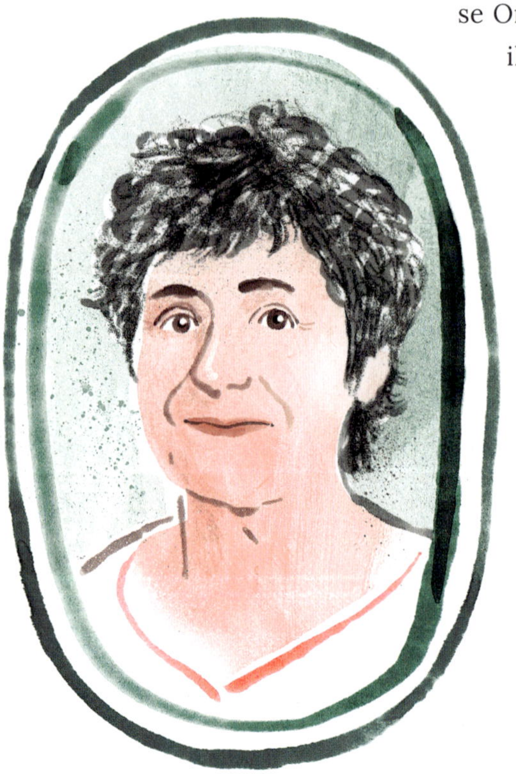

AMY NEUMANN-VOLMER

geboren am 2. März 1957 in Frankreich. Sie ist Ärztin und hat mit ihrem Mann eine Praxis in Süddeutschland. Seit 2019 ist sie Vorstandsvorsitzende von Ärzte ohne Grenzen Deutschland und war schon bei vielen Einsätzen im Ausland, z. B. in der Demokratischen Republik Kongo in Afrika um dort medizinisch zu helfen.

Die Medizin der Zukunft

Denken wir jetzt über die Medizin der Zukunft nach – eine „maßgeschneiderte" Medizin für jeden Menschen. Dank der Techniken zur Untersuchung menschlicher Gene macht sie tagtäglich wichtige Fortschritte. Seit der Entdeckung der DNA-Struktur in den 1950er-Jahren hat sich besonders die Molekularbiologie in einem rasenden Tempo entwickelt.

Forschende nutzen dieses Wissen, um unheilbar Kranken zu helfen. Hierfür gibt es viele Beispiele: Eines der interessantesten ist die Hämophilie, eine genetische Blutkrankheit, die mehr Männer als Frauen betrifft. Hämophilie wird durch einen Mangel eines Blutgerinnungsfaktors verursacht. Normalerweise gibt die Mutter (als Trägerin des defekten Gens) die Krankheit an ihren Sohn weiter. So auch die russische Zarin Alexandra, die das defekte Gen von ihrer Großmutter, Königin Victoria von England, erhielt und an ihren Sohn Alexei weitergab. Historikern zufolge war er ein kränkliches Kind, war sehr blass und hatte oft blaue Flecken. Jeder kleine Sturz konnte eine Blutung verursachen.

Zu Beginn des 20. Jahrhunderts gab es noch kein wirksames Heilmittel gegen Hämophilie. Später wurden Injektionen gegeben, die den fehlenden Gerinnungsfaktor enthielten, der aus dem Blut von Spendenden isoliert wurde. Diese Methode war jedoch sehr ineffektiv und barg das Risiko, Hämophilie-Patientinnen und -Patienten durch das gespendete Blut mit anderen Krankheiten zu infizieren. Die Gentechnik versprach Rettung. Das amerikanische Unternehmen Genentech entwickelte eine effektive und sichere Methode, um den fehlenden Faktor herzustellen. Sie wird heute häufig in der Behandlung von Hämophilie eingesetzt.

Ein weiterer Weg, die Gentechnik zum Wohle Kranker einzusetzen, ist die Gentherapie, die sich in den 1990er-Jahren stark entwickelte.

Die erste Patientin, die eine Gentherapie erhielt, war die vierjährige Ashanti DeSilva. Sie hatte ein krankes Immunsystem, verursacht durch einen Gendefekt. Für solche Menschen wird selbst die kleinste Infektion zu einer tödlichen Bedrohung, da der Körper die Krankheit nicht bekämpfen kann.

Der Behandlungsplan des Mädchens bestand darin, Immunzellen aus seinem Blut zu gewinnen. Dann wurde das defekte Gen durch das richtige ersetzt und der Patientin intravenös verabreicht. Das gesamte Verfahren war erfolgreich und es wurden keine Nebenwirkungen beobachtet.

Der Erfolg der Therapie bei Ashanti inspirierte viele Forschende dazu, weiter intensiv nach Lösungen für Menschen zu suchen, die an anderen seltenen genetischen Krankheiten leiden. Ein solcher Patient war Jesse Gelsinger. Er hatte von Geburt an einen Mangel an einem der Schlüsselproteine für das reibungslose Funktionieren vieler Zellen. Dieser Mangel führt zu einer Ansammlung schädlicher Substanzen, die Blutgefäße zerstören und Nervenzellen im Gehirn töten. Die meisten Erkrankten sterben im frühen Kindesalter. Glücklicherweise war die Krankheit von Jesse mild. Trotzdem musste er auf seine Ernährung achten und täglich mehrere Dutzend Tabletten einnehmen.

Mit 17 Jahren fand Jesse heraus, dass Forschende nach Kranken suchten, die eine Gentherapie wollten und sich freiwillig für die Forschung meldeten. In diesem Fall injizierte man den Patientinnen und Patienten mithilfe eines Erkältungsvirus das richtige Gen ins Blut. Bei 17 Behandelten war die Therapie bereits erfolgreich gewesen. Doch Jesse fühlte sich sofort unwohl und sein Zustand verschlechterte sich – zuerst hatte er hohes Fieber, dann wurde seine Leber geschädigt, die roten Blutkörperchen zerfielen, dann wurde sein Gehirn geschädigt und Jesse starb. Der Behandlungsverlauf war für alle ein Schock. Untersuchungen zeigten, dass Jesse zuvor während einer Erkältung mit dem Virus in Kontakt gekommen war. Der anschließende Kontakt löste eine heftige Reaktion des Immunsystems aus. Der Tod des Jungen führte dazu, dass die Arbeit an der Gentherapie für viele Jahre ausgesetzt wurde. Erst vor Kurzem nahm man sie wieder auf und verbesserte sie.

Natürlich entwickelt sich die moderne Medizin auch in andere Richtungen. Die Orthopädie kann heute schon bei kleinen Kindern sehr komplizierte Haltungsschäden behandeln. Es kommt vor, dass die Defekte an der Wirbelsäule so groß sind, dass sie die Kinder daran hindern, normal zu leben und aufzuwachsen und ununterbrochen Schmerzen verursachen. In mehreren orthopädischen Kliniken auf der ganzen Welt wurden Operationsmethoden entwickelt, die einigen der jungen Patientinnen und Patienten helfen können. Solche Operationen sind allerdings sehr teuer und oft müssen sie sogar mit Spendenaktionen organisiert werden.

Wir können mit Sicherheit sagen, dass sich jeden Tag in einem Krankenhaus oder Forschungslabor ein kleiner medizinischer Durchbruch vollzieht. Oft ist die einzige Barriere für die Kranken die Verfügbarkeit einer Therapie. Neben der Suche nach neuen Medikamenten und der Verbesserung bestehender Behandlungsmethoden ist die größte Herausforderung für die Medizin des 21. Jahrhunderts, möglichst viele Menschen zu erreichen.

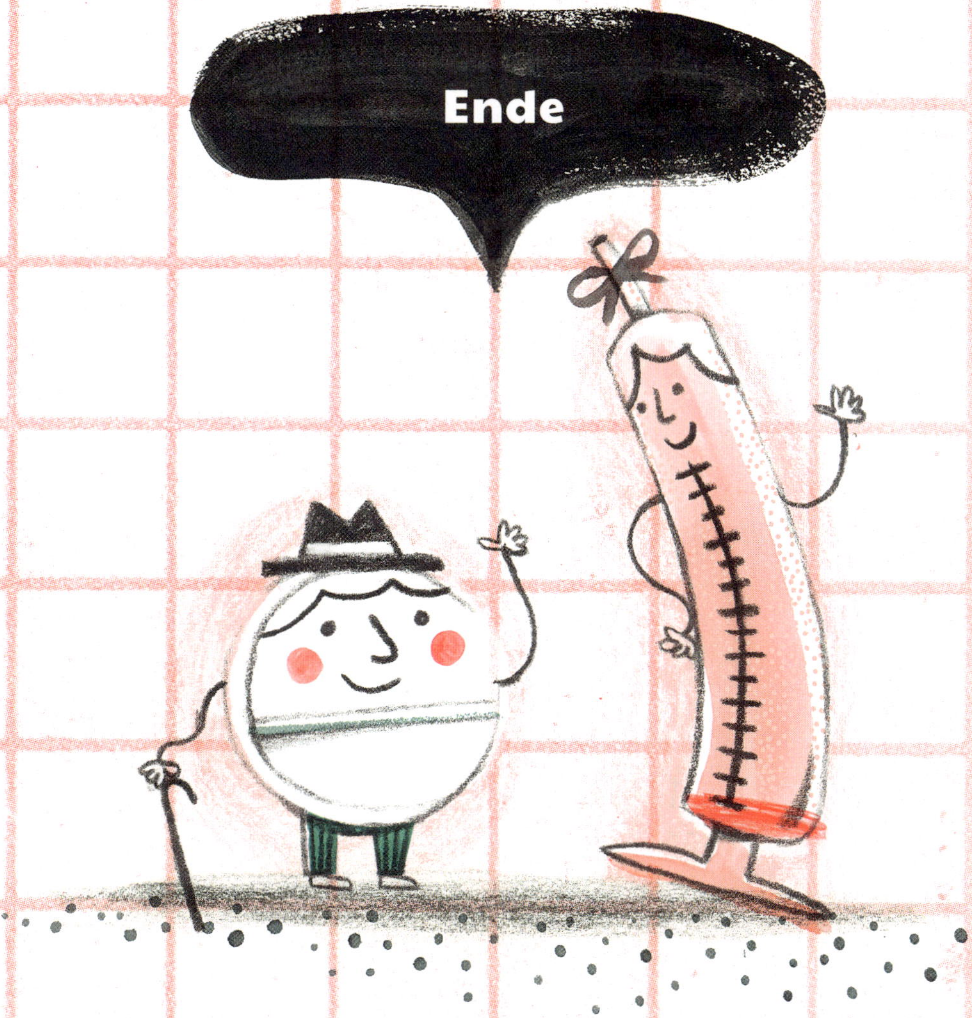
Ende

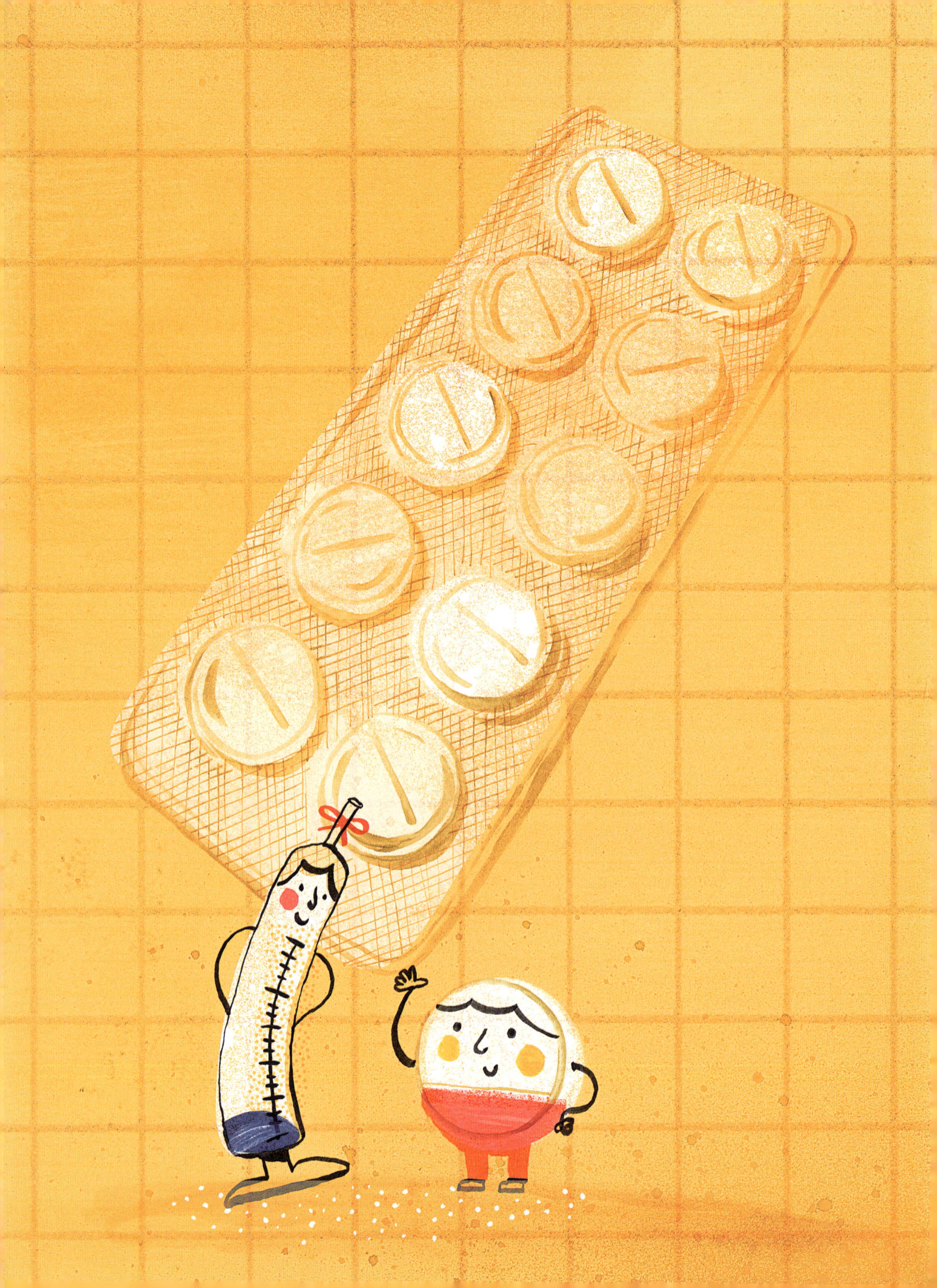

Inhalt

KAPITEL V

KAPITEL VI

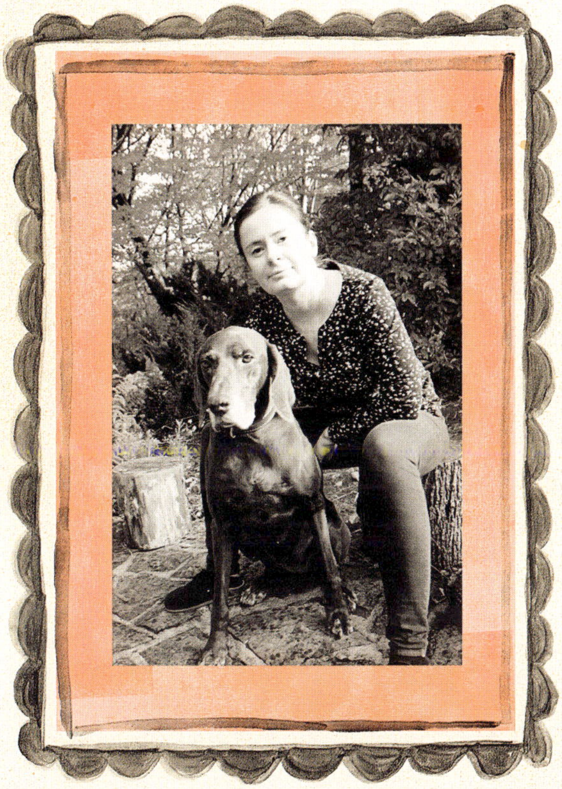

Über die Autorin

ANNA BARTOSIK

Geboren in Krakau, Doktorin der Molekularbiologie und Autorin zahlreicher Artikel, die im Wissenschaftsteil von *Tygodnik Powszechny* veröffentlicht wurden. Absolventin der Jagiellonen-Universität, abgeschlossenes Doktorat im Rahmen der Marie-Curie-Stipendien des European Molecular Biology Laboratory (EMBL) in Heidelberg. Sie forschte auch am Internationalen Institut für Molekular- und Zellbiologie in Warschau. Aktuell beteiligt sie sich in einem polnischen Biotechnologieunternehmen an Forschungsarbeiten zu neuen Krebsmedikamenten. Privat mag sie Deutsche Vorstehhunde, skandinavische Krimis und alpinen Skisport.

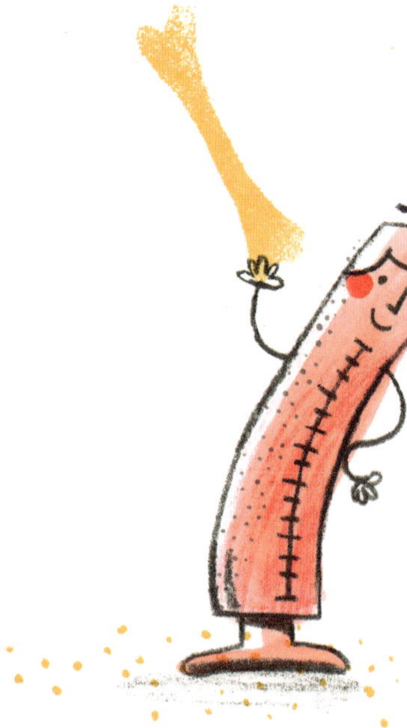

Titel der Originalausgabe: NA RATUNEK!
CZYLI MEDYCYNA DAWNIEJ I DZIŚ
Erschienen bei Nasza Księgarnia, Warszawa

Illustrations by Asia Gwis

Published by arrangement with Wydawnictwo „Nasza Księgarnia“,
Warszawa 2021

Deutsche Erstausgabe

Ein Unternehmen der Média-Participations

Projektleitung: Theresa Scholz, Knesebeck Verlag
Übersetzung: Marlena Breuer, Sulzfeld
Lektorat und Satz: Katalin Golya, booklab, München
Umschlagadaption: Leonore Höfer, Knesebeck Verlag
Herstellung: Arnold & Domnick, Leipzig
Druck: DZS
Printed in Slovenia

ISBN 978-3-95728-651-2

www.knesebeck-verlag.de

BOOK INSTITUTE ©POLAND

This publication has been supported by the
©POLAND Translation Program

FSC www.fsc.org
MIX
Papier aus verantwortungsvollen Quellen
FSC® C106600

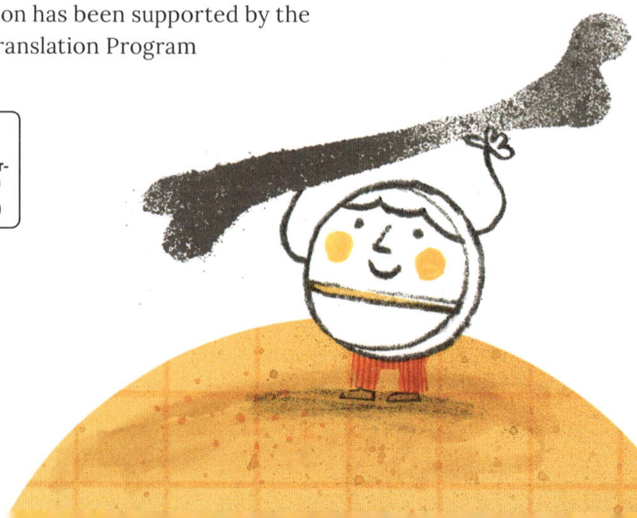

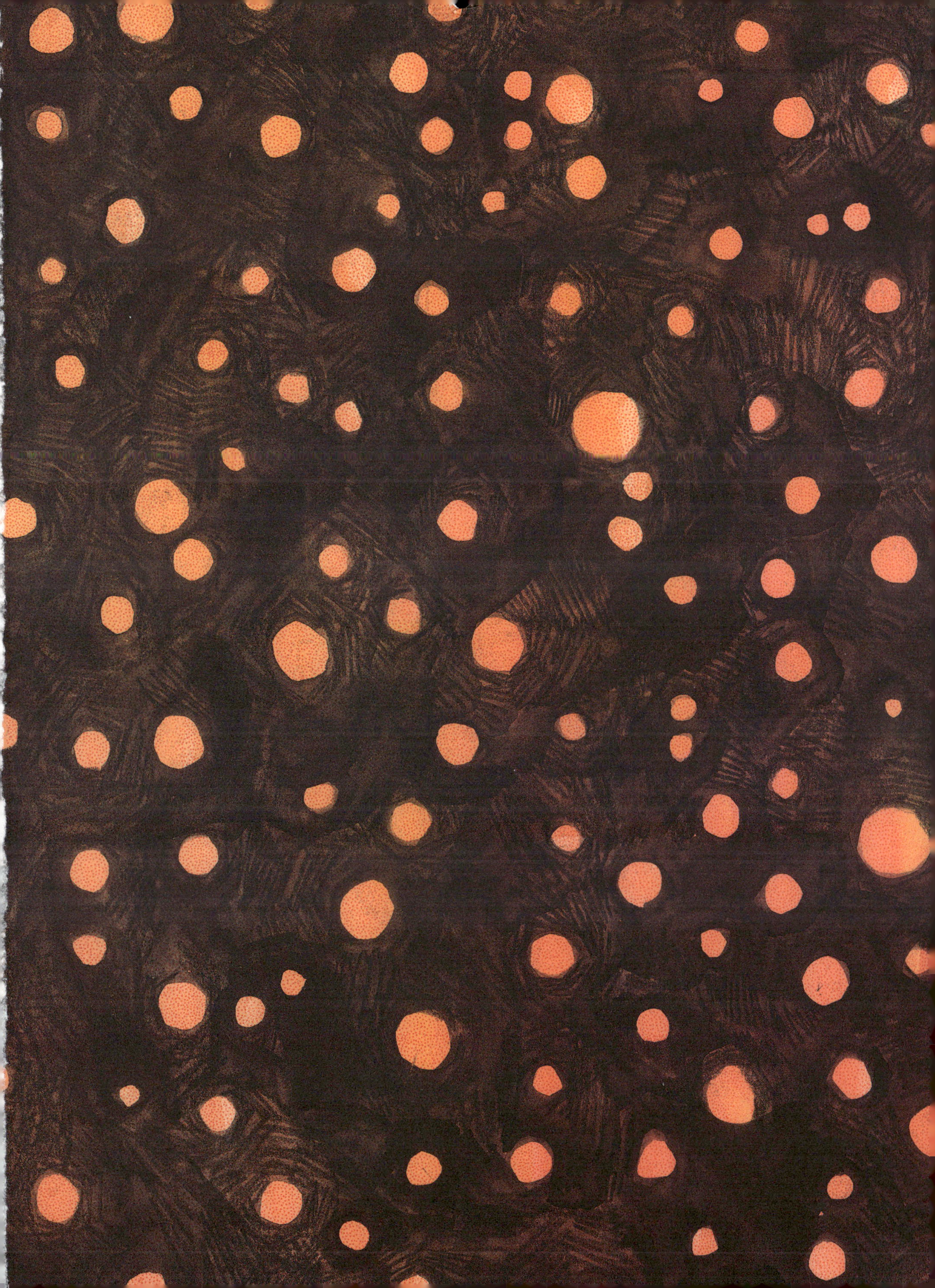

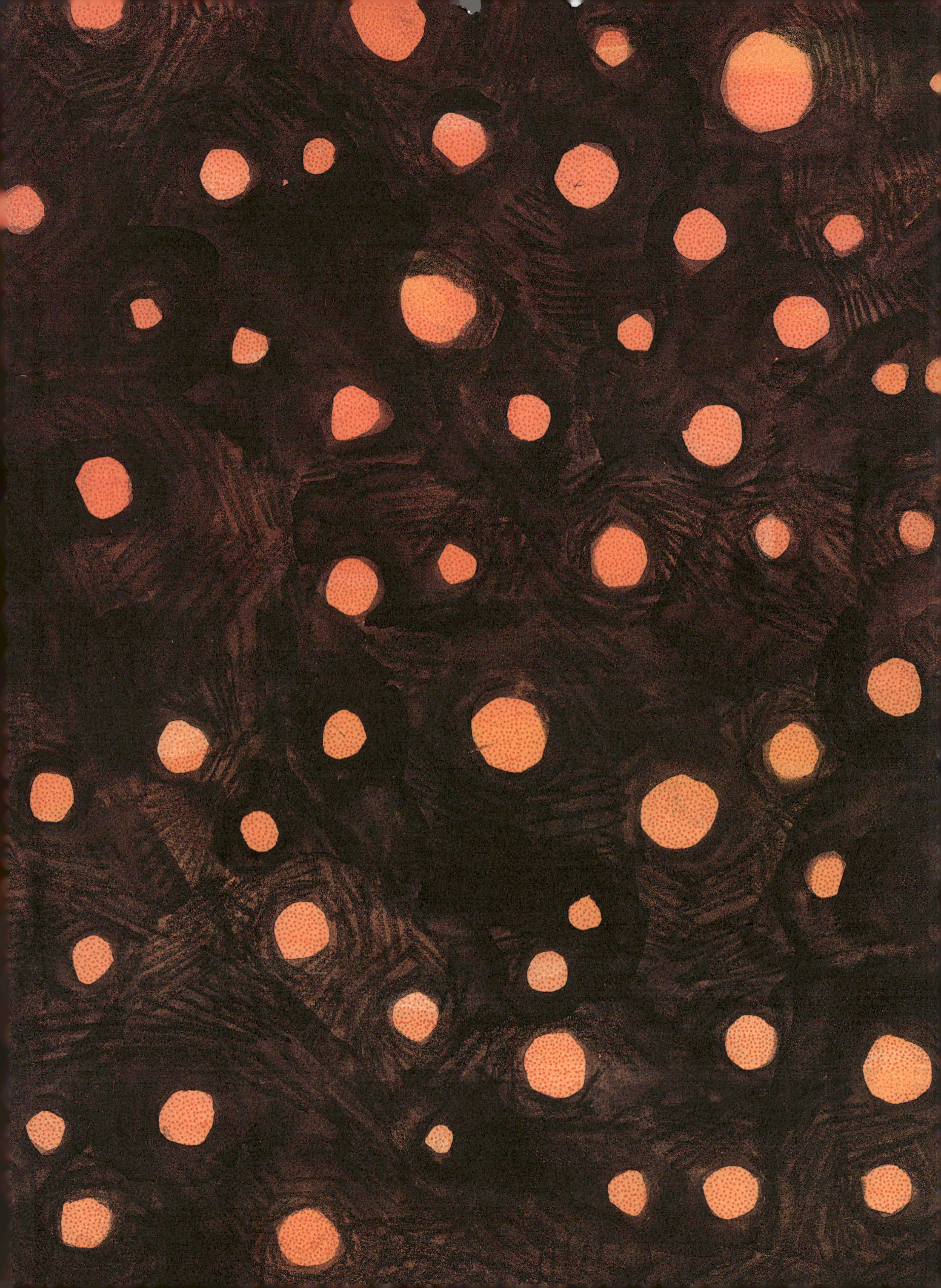